Lust... auf Mr. Right?

Mein aufrichtiger Dank gilt

Frank Schulte
meinem langjährigen Lebenspartner & Ehemann

Ohne seinen Support und Motivation
wäre dieses Buch nicht entstanden.

Satz- & Covergestaltung: Carmen C. Haselwanter

Carmen C. Haselwanter

Lust...
auf Mr. Right?

Nimm jetzt dein Glück in deine Hände!

Wertvolle Tipps aus dem Leben,
zur sofortigen Umsetzung

Bibliografische Information der Deutschen Nationalbibliothek
Die Deutsche Nationalbibliothek verzeichnet diese Publikation
in der Deutschen Nationalbibliografie; detaillierte bibliografische Daten sind
Internet über http://dnb.d-nb.de abrufbar.

Inhaltsverzeichnis

Vorwort

Lieber Leser

Es freut mich sehr, dass du zu diesem Buch gegriffen hast. Dies kann nun mehreres bedeuten. Entweder bist du selbst in der Situation, dass Mr. oder Ms. Right – sprich dein für dich bestimmter Deckel, deine bessere Hälfte oder die für die bestimmte Person - noch nicht bei dir angeklopft hat. Oder gegebenenfalls möchtest du dieses Buch verschenken und schmökerst deshalb mal so ganz nebenbei rein.

Egal warum dich dieses Buch angesprochen hat und du danach gegriffen hast, lass mich dich hier herzlich willkommen heißen! Eine wundervolle Reise steht vor dir, bei welcher ich dir die Hand reiche und wir uns gemeinsam mit dem Thema Liebe, Beziehung und Mr./Ms. Right auseinandersetzen werden.

Gerne möchte ich dazu erläutern, dass ich bei der direkten Ansprache die unkomplizierte „Du"-Form verwende. Denn Hand aufs Herz: Dies ist ein sehr tiefgehendes Thema, dass das Herz berührt und Wünsche in dir wach werden lässt, die du gegebenenfalls bereits tief vergraben hattest. Schon allein diese Tatsache macht es so ausgesprochen intensiv und dazu passt einzig und allein die „Du" Form. Ich sehe mich deshalb als eine gute Kollegin, eine Freundin von dir, die dich mit ihren Worten aus der Reserve holt. Lass' dich gänzlich ein auf diese Reise in dein ICH ein.

Das Leben steckt voller wunderbarer Überraschungen und Begebenheiten, die aus einem faden Grau eine bunte Farbkombination kreieren. Am Anfang von allem stehen die ganz individuellen Erwartungen und Wünsche. Ob diese gänzlich erfüllt werden, ist stets aus dem Auge des Betrachters zu beurteilen. Dabei gilt es allerdings zu beachten, dass im Laufe der Zeit die Farben an Intensität verlieren und der Betrachter noch dazu eine Brille braucht. Was passiert ist, dass bei der Betrachtung alles viel grauer wirkt.

Nimm' somit meine Hand und lass uns erkennen, betrachten, was für ein Gemälde wir gemeinsam erstellen. Das Leben ist dazu da, dass JEDER Deckel SEINEN Topf findet. Falls du deinen Deckel noch nicht gefunden hast, so sei dir gewiss, dass er oder sie ist da draußen auf dich wartet! Diese Person hält Ausschau nach dir und ist in den Spuren, um dir entgegen zu laufen.

Mit diesem Gedanken, liebe Leser reiche ich dir meine Hand und lade dich herzlich dazu ein, die Tür zu eurem/eurer Mr./Ms. Right aufzustoßen.

Jede Veränderung beginnt mit der Entscheidung den 1. Schritt zu gehen.

Indem du diese Zeilen liest, bist du bereits bestens im Rennen.

Zieh dir deine Rennschuhe über, reiß' deine Scheuklappen herunter, wirf alte Denkmuster über Port... und ab geht die Post in Richtung neue Betrachtungen, Erkenntnisse und in ein Leben voller Liebe, Wertschätzung und Erfüllung. Denn du bist es dir gänzlich wert.

Mit diesen Worten wünsche ich dir alles Gute, viele spannende Momente, wertschätzende Erkenntnisse, herausragende zwischenmenschliche Begegnungen und...

...ganz viel Liebe!

Deine Carmen C. Haselwanter

Warum ist dieses Buch hilfreich?

Tausende von Büchern werden jährlich veröffentlicht. Ein Teil der Bücher behandelt Sachverhalte, die erklären und erläutern. Die anderen Bücher berühren Menschen mit ihren Inhalten. Dieses Buch hat den Zweck beides zu tun. Dir einerseits verschiedene Perspektiven aufzuweisen und andererseits dein Herz zu berühren.

Was macht dieses Buch lesenswert?

Eine gute Frage! Hand aufs Herz... in unserer heutigen Zeit ist Zeit ein wertvolles Gut. Wie du damit umgehst, ist somit entscheidend. Denn gut investierte Zeit ist die halbe Miete.

Du fragst dich somit, warum du dieses Buch lesen solltest? Warum du deine eng begrenzte Zeit in diese Zeilen investieren solltest? Ganz einfach und zugleich selbstsprechend: *Weil es dir dein Herz, deinen Geist und dein Verständnis dir selbst gegenüber und deinem Umfeld gegenüber öffnen wird.*

Du öffnest somit die Tür zu neuen Wegen, die dir neue Menschen, Ereignisse und Begebenheiten bringen werden. Na und das ist es doch mehr als wert, Zeit in das Lesen und Durcharbeiten dieses Sachbuches zu investieren, nicht wahr? Zumeist laufen wir Menschen wie gesteuert und fremdbestimmt durch die Gegend und merken gar nicht, dass wir gar nicht das machen, was unser eigentlich wichtig ist. Dabei wird der emotionalen Seite zumeist erst recht wenig Beachtung geschenkt, wobei doch genau die Liebe an sich das ist, was wir uns allesamt am nächsten wünschen.

Dieses Buch wird dich dabei unterstützen, das zu bekommen, was du dir wünschst. Ach du weißt gar nicht, was du dir wünschst? Auch dabei wird dir dieses Buch helfen. Mit klar durchdachten Fragen wirst du in die Tiefen deiner Wünsche geführt und wirst erkennen, was dir wichtig ist.

Für wen ist dieses Buch gedacht?

Dieses Buch ist für Menschen gedacht, die auf der Suche nach ihrem Deckel, ihrer besseren Hälften nach ihrer wahren Liebe sind! Kurz gesagt: Nach ihrem **Mr. Right** oder **Ms. Right!** Obwohl sich der Buchtitel „*Lust... auf Mr. Right?*" auf Mr. Right bezieht, schließt dies die Suche nach der einen und alleinigen Ms. Right überhaupt nicht aus. Ganz im Gegenteil!

Genau! **Dieses Buch ist für Frauen und Männer geeignet.** Das Herz kennt hierbei keine Schranken. Männer wie Frauen suchen nach ihren Seelenpartner, nach ihrem passenden Deckel, nach ihrer Liebe für das Leben. Dabei spielt es keine Rolle, ob ein Mann nach seinem Herzensmann oder Herzensfrau sucht, oder andersrum, die Frau sich nach ihrer Herzensfrau sehnt. In diesem Buch gibt es dazu keine Vorbehalte oder Voreingenommenheit. Gleichgeschlechtliche Vorlieben oder Heteroliebe sind einerlei und gänzlich unwichtig.

Wichtig hingegen ist die Liebe an sich. Denn die Liebe ist der Kraftstoff für alles, der Berge versetzen lässt.

Auch wenn ich in den folgenden Seiten dich als Leser zumeist als Frau betiteln werde, spreche ich natürlich auch gleichzeitig die Männer mit meinen Texten an. Die teilweise einseitige Ansprache geschieht einzig der Einfachheit halber. Als Autorin ist es mir wichtig, dass sich alle männlichen Leser willkommen und in den Texten angesprochen fühlen. Habt somit Nachsicht. Danke!

Was ist das Ziel dieses Buches?

Das Ziel dieses Buch ist es, Menschen dabei zu helfen, ihre Liebe zu erkennen und zu finden. Was gibt es Schöneres?

Liebe ist eine wunderbare Sache! Liebe ist wie das Salz in der Suppe. Liebe macht das Leben bunt, spannend und wunderschön. Schon als Kind wird uns im Normalfall Liebe von den Eltern zuteil und nähren uns wohlig darin, wie in einem wundervollen Schaumbad.

Deshalb: Liebe zu teilen, zu geben, zu schenken, ebenso wie zu erhalten, in Empfang zu nehmen ist eine Notwendigkeit, aber auch gleichzeitig ein wundervolles Geschenk, dass mit viel Respekt, Wertschätzung und Dankbarkeit angenommen werden sollte.

Schluss mit der Opfer-Rolle-Strategie!

Es gibt sie zu genüge jene Menschen, die über ihre Einsamkeit, ihr Single-Sein klagen. Sich selbst bedauern und über ihr Los der Beziehungskonstellation beschweren. Diese Personen behaupten vehemente und volle Überzeugung, dass sie kein Glück in der Liebe habe. Zudem sind sie davon überzeugt, dass alle anderen um sie herum mit mehr Liebe beschenkt werden als sie selbst.

Dabei drehen sie sich selbst im Kreis, kontinuierlich wie im Hamsterrad und schaffen es nur schwer, sich aus den Krallen der Opferrolle zu bewegen. Derweilen beginnt es genau dort: Indem Erkennen, dass sich die Person einzig und allein in seiner eigenen kreierten Falle festhält und befindet.

Das Wahrnehmen und Erkennen dieser Situation, ist der erste Schritt aus dieser hartnäckigen Falle, dem ein harmonischer Lauf der Dinge am Ende des Tunnels erkennen lässt.

Der Beginn dessen hängt allerdings entscheidend von dem Entschluss ab, sich fortan nicht mehr der Opfer-Roller-Strategie zu ergeben, sondern stattdessen selbst die Zügel in die Hände nehmen, um das Rad in eine neue Richtung zu lenken. Es liegt gänzlich in jedem seinem Entscheidungsrahmen. Das ist das Wundervolle daran. Du entscheidest, und du gehst in die neue Richtung.

Wer steckt hinter den Autoren Namen?

Als gebürtige Österreicherin verließ ich mit 17 Jahren mein behütetes Heim um in London meine ersten Auslandserfahrungen zu machen. Eine spannende Zeit begann in der ich meinen Forschungsdrang und

Kommunikationsbegabung entdeckte. Zudem empfand ich es faszinierend, mich mit Menschen jeglicher Kultur, Alters und Herkunft auseinanderzusetzen. Dabei erlebe ich seitdem das Erlernen der jeweiligen Sprache als eine enthusiastische Herausforderung. Seitdem ich 1987 meine Heimat verließ, lebe ich im Ausland, bewohnte zig Herrenländer und beschäftigte mich stets mit Menschen. Ich begann Menschen zu studieren, lauschte wissbegierig ihren Geschichten, Erlebnissen, Lehren und lernte bei jedem Wort. Die damit verbunden unterschiedlichen kulturellen Komponenten erlebe ich als lehrreich und weisend.

Lernen und lehren ist eine Passion die ich seit vielen Jahren ausübe. Sei dies als Coach, Geschäftsführerin, Unternehmerin, Creative Managerin, Fotografin, Künstlerin und als Schriftstellerin! Allen voran als Mensch, der stets dem Seelenruf folgt!

Wie traf die Autorin ihren Mr. Right?

Für mich war die Ehe eigentlich stets ein Tabu. Ebenso wenig stand der Kinderwunsch auf meiner Liste. Ironischerweise traf ich zumeist Männer die heiraten und mich inmitten unserer gemeinsamen Bambinis sahen. Ein Dilemma!

Nach drei Verlobungen - denen ich stets rechtzeitig entschwinden konnte (*Die Braut die sich nicht traut...*) - fand ich mich in meinem 30igsten Geburtsjahr im Ausland mit gebrochenen Herzen und leerem Portemonnaie wieder. Damals beschloss ich fortan meine Wünsche und Ziele kritisch zu hinterfragen und neu zu überdenken. Dies führte dazu, dass ich beruflich neue Wege ging. Gänzlich auf meine Karriere fokussiert, investierte ich meine ganze Privatzeit in meine berufliche Ausrichtung. Mit Erfolg! Innerhalb weniger Jahre konnte ich in einer renommierten Firma gleich mehrere Management-Positionen erklimmen und galt als erfolgreich. Dem Erfolg zum Trotz musste ich mir allerdings eingestehen, dass ich von dem langjährigen Single-Leben schlichtweg die Nase voll hatte.

Somit fragte ich mich: **Wie finde ich meinen Mr. Right?**

Eine gute Frage, auf die weder meine Freundinnen noch Kolleginnen eine passende Antwort hatten. Somit begann ich meine Recherchen darüber, indem ich viel über das Thema „Liebe" und „Liebes-Beziehungen" las, mich mit weisen Menschen über dieses Thema unterhielt und dabei ebenso das Geheimnis von langjährigen Beziehungen hinterfragte.

In diesem Zeitraum erarbeitete ich das hier Festgehaltene und setzte im Anschluss meine neuen Erkenntnisse akribisch, konsequent und zielstrebig um.

Das Ergebnis? **Nach weniger als 3 Monaten trat mein Mr. Right in mein Leben und ist seitdem mein Fels in der Brandung.**

Während anfangs unsere Freunde und Familienmitglieder unserer Beziehung an Dauer nur wenige Monate zusprachen, stand für Frank und mich von Anfang an fest, dass wir – wenn auch noch so ungleich – für einander bestimmt waren.

Nach einer zehnjährigen Beziehung warf ich jegliche Skepsis und Vorsätze über Bord und wir gaben uns im Jahr 2013 im Beisein von karibischen Klängen barfuß am kubanischen Sandstrand das Ja-Wort!

Was macht unsere Beziehung aus?

Als Frank und ich uns auf die gemeinsame Beziehung einließen, stand für jeden für uns klar fest, was wir suchten und nach was wir strebten. In unserem Fall hatten wir klare homogen Werte wie: **Liebe, Vertrauen, Treue, Ehrlichkeit, Verbundenheit und Harmonie.**

Der Fakt, dass wir charakterlich recht unterschiedlich sind, verstärkt unsere intensive Verbindung und andauernde Attraktivität zueinander. Gleichwohl wir uns sehr anziehen, ist gleichzeitig die **Kontroverse** ein wichtiger – ja schier unverzichtbarer - Teil unserer Beziehung. Das sich offene und unvoreingenommene Auseinandersetzung mit dem jeweiligen Sein und Handeln des Partners ist eine wichtige und unerlässliche Bereitschaft. Dabei ist die ehrliche und aufgeschlossene Kommunikation wichtig.

An diesen Aufgaben wächst ein jeder für sich. Zudem gedeiht und stärkt dies die Intensität unsere Partnerschaft. Entscheidend ist zudem, dass wir uns unseren Freiraum erlauben.

Nebst dem Lebenspartner sehen wir uns gegenseitig als gute Freunde, Unterstützer, Familie und gleichwohl Kritiker. Eine wunderbare Kombination.

Warum habe ich dieses Buch geschrieben?

Viele Menschen suchen jahrelang nach ihrem Mr. oder Ms. Right. Sie sind unglücklich darüber, dass sie diese entscheidende Person nicht an ihrer Seite wissen. Statt zu erkennen, dass tief in ihnen die eigene fehlende Liebe diese Lücke füllen würde, wird stattdessen ununterbrochen im Außen nach dem einzigen Richtigen (!) gesucht. Dafür opfern sie viel Zeit, Kraft und Energie.

Meine eigene Geschichte lehrte mich zu diesem Thema viel. Zudem sprach ich mit vielen Menschen über dieses Thema, fragte nach ihren Erfahrungen, Lehren und Weisheiten und ließ die Konklusion und das Resümee daraus in dieses Buch fließen.

Für wen habe ich dieses Buch geschrieben? Für *alle Menschen dieser Welt*! Es ist ein Geschenk an das wunderbare Geschöpf, das soviel Liebe in sich trägt und damit viel bewegen kann. Gerade in einer Zeit, wo uns täglich die internationalen Nachrichten in allen Farben und Formen darlegt, wieviel Negativität der Rasse „Mensch" in sich trägt, ist es mir wichtig, die tragenden, nährende Seiten des Menschen aufzuzeigen.

Mit der „*Liebe*" als Nährboden hat es der Mensch in der Hand - egal seines Alters, Herkunft und Geschichte - vieles zu erwirken, Gutes zu tun, Neues zu gestalten und positives umzusetzen.

Dient dieses Buch auch als Geschenk?

Ja! Ganz nach dem Motto: *„Je mehr Menschen dieses Buch lesen, desto mehr positive Veränderung wird es bewirken"*. **Die Welt zu einer besseren zu machen**, beginnt damit Wissen weiterzugeben. Das Verschenken von Büchern ist dabei durchaus hilfreich. Ich persönlich liebe Bücher und verschenke diese sehr gerne. Ich habe stets eine gute Qualität und Quantität von Büchern im Vorrat und habe je nach Situation ein Buch griffbereit um dies weiterzureichen.

Was gibt es Schöneres als Wissen weiterzugeben? Ob dieses Buch nun als ein Geschenk wertvoll ist, hängt von der jeweiligen Person ab. Meiner Meinung nach ist dieses Buch für Teenager wie auch für Pensionisten gleichwohl als ein passendes Geschenk geeignet.

Kein Mensch ist zu jung oder zu alt um zu lernen.. Sobald wir als Baby den Mutterleib verlassen, ist das Lernen ein unverzichtbarer Teil unseres Lebens. Obwohl die Gesellschaft dazu neigt, der älteren Generation diese Notwendigkeit als nicht mehr relevant abzuerkennen, ist es gerade für die älteren Menschen umso wichtiger, sich täglich mit dem Lernen auseinanderzusetzen. Denn nur wer täglich lernt, bleibt im Geist und Körper wach und jung.

Somit kann ich dazu raten, dass du dieses Buch weiter verschenkst. Es ist durchaus kein 0815 Buch. Es mag auch passieren, dass die beschenkte Person mit gewissen Buchabschnitten nicht übereinstimmen. Ja und? Lass dies als Schenkender nicht an dich rankommen. Du gibst Wissen weiter! Das ist äußert löblich. Dazu möchte ich dir gratulieren. Menschen die Möglichkeit bieten ihre Perspektive zu ändern, zu erweitern und dadurch ihre Sichtweisen zu vergrößern, ist eine große ehrenvolle Tat. Wissen macht das Leben besser, bunter, breiter und erweitert enorm die Perspektiven.

Wissen ist Macht.

Bedenke dabei, dass nur genutztes und eingesetztes Wissen verändert. Das brachte Goethe mit dem Satz wie folgend auf den Punkt: *„Es ist nicht genug zu wissen – man muss es auch anwenden."*

Die 5 wichtigsten Leitsätze, Erkenntnisse aus diesem Kapitel sind:

Nutze das Gelesene bestens

Täglich lesen wir am Tag zig Artikeln, Texte, Emails und vieles mehr. Nehmen das Gelesene wahr und machen uns schon auf uns mit der nächsten Fülle an Informationen zu überrollen. Gerne lade ich dich dazu ein, dass du dieses Buch als mehr zu sehen, als nur ein beiläufiger Text, mit welchen du dich grad in diesem Moment auseinandersetzt. Als Autorin ist es mir wichtig, dass du für dich so viel wie möglich mitnehmen wirst. Aus diesem Grund, ist es ideal, wenn du dieses Buch als eine Art Arbeitsbuch verwendest, in welches du deine Gedanken, Ideen und Eindrücke grad direkt festhältst. Gelesenes ist länger in dir verankert, wenn du dieses ebenso niederschreibst oder in einer anderen Form hervorhebst.

Wie gehst du am besten mit diesem Buch um?
Du hältst ein Sach-, Informations- und Arbeitsbuch in deiner Hand. Deshalb lade dich dazu ein, dass du dies aktiv nutzt. Stelle dich den Fragen und Übungen! Es ist dein ganz persönliches Arbeitsbuch.

Notiere deine Gedanken, markiere Textpassagen, füge am Rand deine Notizen hinzu.

Nutze dieses Werk dazu, dass du dich damit neu kennenlernst. Es ist die beste Art und Weise um all die Essenz herauszuholen, indem du dich der Fragenstellungen kritisch stellst, die Übungen aktiv durchführst und du deine Antworten direkt in das Buch schreibst. In dieser Form holst du dir die besten Inputs und Nutzen heraus.

Achte darauf, dass du das Buch nicht in einem durchliest. Da es sich um ein Arbeitsbuch handelt, solltest du dir die Zeit nehmen, um es zeitgerecht durchzuarbeiten. Dies bedarf Zeit. Nimm dir die Zeit!

Highlighter in Aktion

Dazu eignet es sich bestens, wenn du beim Durcharbeiten jeder Textpassage direkt einen Bleistift, Radiergummi und Leuchtmarker parat hast. Dadurch kannst du für dich wichtige Texte durch die Verwendung von Leuchtmarker hervorheben. Der Bleistift dient dazu, um am Rand Notizen und Gedanken von dir festzuhalten sowie gleichzeitig die Fragenpassagen mit deinen Antworten zu füllen. Ich ziehe den Bleistift einem Kugelschreiber vor, da ich dadurch die Möglichkeit habe, Wörter zu ersetzen.

Durch das hervorheben und das Hinzufügen von deinen eigenen Gedanken und Notizen personalisierst du dieses Buch und machst es gänzlich zu deinem Werk. **Ich habe das Buch für dich geschrieben, ja genau für dich.** Und ich lade dich herzlichst dazu ein, dieses Buch für dich so zu verwenden, dass du das Meiste für dich daraus holen kannst.

Suche die wichtigste Aussage raus

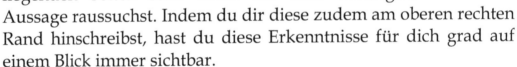

Zudem ist es enorm hilfreich, wenn du dir grad von Anfang aneignest, dass du dir aus den zwei vor dir liegenden Seiten stets deine für dich wichtigste Aussage raussuchst. Indem du dir diese zudem am oberen rechten Rand hinschreibst, hast du diese Erkenntnisse für dich grad auf einem Blick immer sichtbar.

Jeder Mensch fühlt sich durch etwas anderes angezogen. Du wirst sehen, dass sich die Wichtigkeit der Aussagen im Laufe der Zeit verändern wird. Das ist normal und widerspiegelt den Lauf der Zeit. Was gestern für dich noch wichtig war, hat heute an Wichtigkeit verloren. Entscheidend ist, dass dich das damals Bedeutungsvolle in deiner Entwicklung zu deinem heutigen Sein unterstützt hat. Insofern hat alles seine Wichtigkeit. Insofern schenke diesen Zeichen deine Aufmerksamkeit.

Am Ende eines Kapitels

Ich empfehle ich dir deine 5 wichtigsten Leitsätze festzuhalten, die auch Merksätze darstellen. Dies hilft dir, um die Quintessenz herauszukristallisieren. Sobald du am Ende des Buches angelangt bist, notierst du alle Leitsätze individuell auf A5 Kärtchen. Diese Kärtchen platzierst du an Plätzen, wie auf dem Badezimmer-spiegel, Kühlschrank, Arbeitsplatz oder im Auto. Liese dir diese mehrmals am Tag durch und mache dir deine Gedanken dazu. Zudem ist es sehr hilfreich, wenn du täglich eine Karte wählst, und dich explizit mit diesem Leitsatz auseinandersetzt.

Gehe diszipliniert vor

Ja tatsächlich! Dies bedeutet: Eigeninitiative, Konsequenz und Arbeit. Ein jeder Bodybuilder wird dir bestätigen, dass ohne sein täglich diszipliniertes Training der Muskelaufbau keinen Fortschritt zeigt. Das heißt für dich: **Ohne Fleiß kein Preis!**

Allerdings wirst du sehen… Wenn du einmal damit begonnen hast und kontinuierlich, diszipliniert dranbleibst, dieses Tun in deinen Alltag integriert hast, wirst du es vermissen, wenn du es nicht tust. Somit sei offen dafür. Nimm dir die Zeit in dich zu investieren. Denn alle Arbeiten die du in dich investierst, kommen dir und deiner Entwicklung mehr als zugute.

Lernen ist ein Geschenk

Du bist eine Summe dessen, was du in deinem Leben lernst. Egal wie alt du bist, der Mensch ist mit seinen Fähigkeiten und Talenten so kreiert, dass er sich ab dem Beginn seiner Existenz immer mit dem Lernen auseinandersetzt. Was für eine wundervolle Gabe wir da in unsere Gene mitbekommen haben. Etwas Neues zu lernen bedeutet neue Wege zu gehen, unbekannte Welten eröffnen sich und neue Leidenschaften werden geweckt. Wieviel Kraft und Energie genau in diesem steckt! **Lernen ist die Essenz des Lebens.** Viel Spaß dabei!

Die 5 wichtigsten Leitsätze, Erkenntnisse aus diesem Kapitel sind:

Ein Tisch für eine Person, bitte...

Alleinstehende Personen - auch Singles genannt - kennen diese Situation nur zu gut. In einem Restaurant zu sitzen, ohne Begleitung, alleine am Tisch, führt zu verwunderten Blicken der Außenwelt. So manche Personen, gerade Frauen, schicken einen bemitleidenden Blick in die Richtung des Alleinsitzenden und sind innerlich froh, dass ihnen diese Situation erspart bleibt. Intuitiv denkt sie darüber nach, wann sie das letzte Mal alleine in einem Restaurant am Tisch saßen. Mit Schaudern erinnern sie sich an jene Zeit der Einsamkeit und sind enorm dankbar, dass diese Zeit nun fern ist, und nehmen sodann dankbar die Hand ihrer Begleitung in die ihre.

Was hat es mit dem Alleinsein tatsächlich auf sich? Warum ist Single-sein out und Paare-sein in?

Single sein, heißt...

...eine Menge! Es gibt mehrere Formen von Single sein, welche analog mit dem Alter einhergehen. Während die einen diese Lebenssituation verpönen und mit Grauen sich daran erinnern, lieben es so manchen und wollen auf keinen Fall mit einem fixen Partner zusammen sein.

Gerade bei sehr jungen Menschen, Teenager, ist das Single sein in. In dieser Zeit heißt es klar so viel wie möglich an Erfahrungen zu sammeln. Dabei ist das Single sein ein klarer Vorteil. Zudem ist der Ausgang in Gruppen geprägt und da ist ein „Freund" oder „Freundin" zumeist eher ein Hindernis. Somit gilt es gerade in diesem Alter sich nicht zu binden, sondern zu experimentieren.

Eine große Gruppe von Singles sind jene, die den Bund der Ehe gewagt haben und nach einiger Zeit als Geschiedene wieder auf dem Markt geworfen wurden. Tiefe Wunden und große

Enttäuschungen sind Teil dieser Menschen, die sich eher unsicher mit dieser neuen Situation konfrontiert fühlen. Auf der Suche nach Zuneigung und Liebe fallen sie nicht selten den erst besten in die Hände und erfahren außer einer heißen Liebesnacht keine weiteren Aufmerksamkeiten, was die Wunde noch tiefer schürt.

Besonders hoch ist die Rate der Single Mütter, der alleinstehenden Frauen, die eine große Verantwortung für ihre Kinder hegen. Während der geschiedene Mann sich beruflich und privat neu findet, ist die Frau in der Rolle der Mutter gefangen. Diese Frauen stehen im Zwiespalt ihrer eigenen Liebe zu ihren Kindern und gleichzeitig dem Drang, das Leben in der höchsten Form von Abenteuer auszukosten. Um die Stabilität für die Kinder zu gewährleisten, wird der persönliche Ruf nach Ausbrechen aus dem Alltag aus dem vorgegebenen System ignoriert und stattdessen auf Automodus geschalten. Ein Lichtblick ist die Aussicht auf eine neue Liebe, auf Mr. Right, der auf ihre Bedürfnisse eingeht und sie wie eine Königin behandelt.

Ein ebenso hoher Anteil an Singles sind die verwitweten Personen. Dabei zeigt sich das weibliche Geschlecht als durchaus rüstiger, da es mehr Witwen als Witwer gibt. Diese Menschen, die sich im Herbst ihres Lebens befinden blicken entweder auf eine glückliche oder unglückliche Ehe zurück, die aufgrund des Dahinscheidens ihres langjährigen Partners in der Vergangenheit liegt. Natürlich lassen sich nicht von heute auf morgen Jahrzehnte an Ehejahren mit einem Schnippen löschen und das ist auch gar nicht das Bestreben der Hinterbliebenen.

Allerdings zeigt sich deutlich, dass viele dieser Personen mehr in der Vergangenheit, als in der Gegenwart leben. Sie betrauen den Menschen für viele Jahre und tun sich schwer in neuen Aufgaben, neuen Perspektiven eine Erfüllung zu finden. Statt sich in der

Gegenwart mit der Zukunft auseinanderzusetzen, wird in der Gegenwart viel über die Vergangenheit gesprochen. Im wahrsten Sinn des Wortes werden dadurch Zeitreisen durchgeführt.

Allein sein ist doof...

In der Gesellschaft der westlichen Welt ist das Stigma behaften, dass *„allein sein doof ist..."*. Du stimmst nicht mit mir überein? Viele alleinstehende Personen bestätigen, dass sie sich zumeist in der Gruppe als das 5. Rad fühlen. Sie sind zwar dabei aber zumeist inmitten von Paaren, wo sie als alleinstehende Person nicht ganz in den Rahmen passen.

Ist dies nun eine persönliche Interpretation der Betroffenen oder eine Tatsache denen alle Beteiligten zustimmen? Nun sicherlich wird der betroffenen Single sich mehr unwohl fühlen, als die Paare die in ihrer Konstellation zueinander gefunden haben. Während der Single auf sich alleine gestellt ist, fühlt dieser sich in der Gruppe energetisch gesehen in der Minderheit, was aber wiederum eine reine individuelle Wahrnehmung ist. Denn: **Alles hängt von der persönlichen Einstellung, Wahrnehmung und entsprechenden Reaktion ab.**

Es lässt sich allerdings nicht von der Hand weisen, dass in der Gesellschaft weitaus mehr der Fokus auf Paare ausgerichtet ist, als auf Singles. Auf der Suche nach Angeboten für Hotelarrangements, ist es äußerst schwierig als Alleinstehende passende Angebote zu finden. Zum Einem gibt es diese fast nicht und falls diese doch angeboten werden, dann zu einem überhöhten Preis. Ganz nach dem Motto: **Singles zahlen mehr!** Die Wirtschaft freut es, dem Portemonnaie des Singlereisenden hingegen schmerzt es.

Einige wenige Anbieter haben die äußert kaufkräftige und lukrative Zielgruppe der Singles durchaus erkannt und bieten dazu eigene Singlereisen an. Im Gegensatz zu einem Paar ist der Single zumeist im Urlaub auf der Suche nach Kontakt, nach Menschen, nach Unterhaltung und Entertainment. Mehr als Paare, die sich als Gruppe bereits als äußerst befriedigend befinden.

Je älter die Single Menschen sind, desto weniger gehen diese auf andere Menschen zu. Sind introvertierter und mehr in sich gekehrt, was den Zugang zu anderen Menschen durch Dritte organisiert umso notwendiger macht. Hierbei bieten sich Kreuzfahrten als idealer Platz an, um Menschen zueinander zu bringen. Nicht nur, dass das schwimmende Hotel ein 24-hrs-Angebot an unterschiedlichen Entertainmentprogrammen anbietet. Ebenso hebt sich das Kreuzfahrtschiff in der Bequemlichkeit hervor, dass ohne großem Koffertragen und Zeitaufwand die Urlaubsdestination – im wahrsten Sinn des Wortes – vor der eigenen Kabine vorbeizieht. Als praktische Art und Weise eine Weltreise zu machen, bedient sich die komfortable Kreuzfahrtreise zudem als idealer Treffpunkt für Menschen aller Nationen, Alters und Herkunft.

Statt alleine am Esstisch das leckere kulinarische Wunderwerk zu genießen, findet sich der Single Gast an einem runden Tisch wieder, wo er zusammen mit Gleichsprachigen über Gott und die Welt spricht. Dabei werden aus Tischnachbarn, neue Freunde die sich an der Hotelbar gemeinsam einen Abschlussdrink genießen oder zusammen die all abendliche Show ansehen.

Der Trend geht in diese Richtung, dass der Single immer mehr in den Fokus gerät. Dies auch aufgrund der Tatsache, dass in zahlreichen europäischen Städten wie u.a. Wien, München und Berlin die Singles – jeder Altersgruppe - eindeutig Vorreiter sind, wie Statistiken beweisen.

Was heißt dies? Hilfreich und entscheidend ist für jeden Single die Welt voller Neugierde, Lebensfreude und

Gelassenheit entgegenzutreten. Durch diese Haltung ist er offen für neue Menschen, Erlebnisse und Begegnungen.

Im Glauben an die Liebe

Jede Form von Single sein hat eines gleich: Diese Personen sind ohne Partner, ohne besserer Hälfte. Dies will jedoch nicht heißen, dass diese Menschen unglücklich sein müssen. Ganz im Gegenteil!

Allein zu sein - ohne Partner - bietet viele Möglichkeiten sich selbst neu zu entdecken. In einer Beziehung sieht es der Mensch als eines der Ziele an seinen Partner glücklich und zufrieden zu wissen. Das kann durchaus auch bedeuten, seine eigenen Wünsche und Träume hintenanzustellen. Alles stets im Wissen seinem Partner was Gutes zu tun und ihm dadurch die Liebe zu beweisen. Was anfangs mit kleinen Dingen einhergeht, wird im Laufe der Jahre immer mehr. Ganz von selbst entwickelt sich dadurch ein Rhythmus, der von vorn herein stets die Interessen des Partners ins Zentrum stellt. Das Fatale daran ist, dass dies langsam schleichend passiert, ohne dass dies bemerkt wird.

Nach Jahren wird der Person plötzlich bewusst, dass sie ganz im Glauben an die wahre Liebe ihr eigenes Ich, sich selbst aufgegeben hat, nur um ihren Partner das zu geben, nach was ihm oder ihr strebt. Zumeist merkt der beschenkte Partner von diesem Handeln gar nichts. Denn aus dessen Perspektive hat er zwar das bekommen was er wollte, allerdings gewöhnt er sich umso schneller an jenes und strebt schnell nach neuem, dass er sodann – wenn auch unbewusst – bei seiner bessren Hälfte einfordert.

Von 2 zu 1

Wenn sich in einer Partnerschaft die Protagonisten in ihrer Rolle nicht wohl fühlen, dann kippt die Situation ins Ungleichgewicht. Warum? Nun beide machen **ihr Glück, ihr Wohlbefinden von ihrem Partner abhängig.** Unbewusst… und doch passiert es!

Das ist mit einer der Gründe warum Beziehungen und Ehen auseinanderbrechen. Die Erfüllung, das Anstreben und Ausleben der eigenen Berufung werden vor sich her geschoben und verschwinden nach einer Zeit gänzlich aus dem Blickfeld. Die Konzentration liegt auf vieles: In der Familie, in die Freunde, der Ausübung des Berufes, Aufbau der Karriere und natürlich die Investition in die Partnerschaft.

Auf der Strecke bleibt das eigene Ich! **Sich Zeit für sich selbst zu nehmen, ist eines jener Dinge, die für eine ausgewogene innere Ruhe sorgt.** Die Ironie die ein jeder neuer Single vor den Trümmern seiner Partnerschaft feststellen wird, ist die Tatsache, dass er von einem nun einem nun viel hat: Zeit für sich!

Allerdings gibt es bei dieser „Zeit" einen kleinen aber feinen Unterschied. Jene Zeit für sich ist in der Situation des Verlassens werden, des Abbruches einer Beziehung, der Scheidung, ein – nicht selten – ungewolltes Ereignis.

Dabei stellt sich der Betroffene nicht selten die Frage: Was fange ich mit dieser neuen Frei-Zeit denn nun an? Während der Partnerschaft standen zahlreiche Termine und Verpflichtungen an der Tagesordnung. Die neue Situation des Alleinseins kann sich dabei durchaus als frustrierend entpuppen, die das Begleitgefühl von *„nicht gewollt sein"* noch verstärkt.

Alleinstehende Mütter fallen zumeist in die Rolle der überbeschützenden Mutter, die ihre Kinder mit extrem viel Liebe und Fürsorge hegen. Im Unterbewusstsein wollen sie mit dieser Form des Handelns das Verlieren ihrer Kinder abwenden, während die geschiedenen Väter nicht selten ihren neu geweckten Jagdtrieb nachgehen und von einer Affäre in die andere stürzen. Jeder Mensch lebt seine individuelle Art der Verarbeitung. Dabei spielt es keine Rolle, welche Form von Ausleben einer Trennung folgt. Allerdings ist eines entscheidend: **Deine Entscheidung, WIE du fortan mit dieser neuen Situation umgehst!**

Gerne lade ich dich dazu ein, dass du deine eigene Situation kritisch und für dich persönlich hinterfragst.
Egal ob du eine alleinstehende Mutter bist, eine betrogene Ehefrau, eine enttäuschte Geschiedene oder in der Rolle der ewigen Geliebten verhaftet bist. Stelle dich ganz offen und ehrlich folgenden Fragen:

In welcher Situation befinde ich mich?

ÜBUNG

_____

_____

Wie geht es mir in dieser Situation? Wie fühle ich mich?

_____

_____

Was hat die Trennung Positives gebracht?

_____

_____

? Was habe ich seitdem gelernt? Worin bin ich besser geworden?

_____

_____

Auf was möchte ich auf keinen Fall mehr verzichten?

_____

_____

Meine neu gewonnen Freizeit nutze ich für mich, indem ich…

_____

_____

Für was bin ich enorm dankbar?

?

_____

_____

FAZIT

Was haben dir diese Fragen aufgezeigt? Was hast du daraus gelernt? Was ist dein Resümee daraus?

_____

_____

Du stehst dir selbst im Weg

Ein in Stein gemeißelten Lebensgesetze ist die Tatsache, dass **„Alles bei dir selbst beginnt!"**

Deshalb ist es unerlässlich, dass du dich vorab selbst betrachtest und bereit bist in die tiefsten Ecken deiner Schubladen zu blicken. Von dir geht alles aus. Mit deinem Denken, Glauben, mit deinen Ängsten und Wünschen ziehst oder entfernst du Dinge und Menschen zu gleich. Die Ironie an der Sache ist jene, dass dies zumeist unbewusst, im Verborgenen und nebenbei passiert.

Es ist, als ob du im Flughafen auf einem Rollsteig bzw. Laufband in die entgegengesetzte Richtung läufst. Du willst eigentlich vorankommen, strampelst dich wie wild ab, hetzt und holst die letzten Reserven aus dir heraus, erhöhst dein Tempo, aber trotzdem ist und bleibst du an derselben Stelle. Einzig was sich verändert, ist dein Energielevel, das kontinuierlich sinkt.

Stell dir folgende Szene vor: Du begegnest in deinem Lieblingslokal deinem Traummann. Du weißt, dass er immer zu gleiche Zeit dort seinen Kaffee trinkt und nebenbei an seinem Laptop arbeitet. Du bist einfach nur hin und weg von diesem Typen. Würdest ihn so gerne ansprechen, traust dich aber nicht. Er könnte dir ja einen Korb geben. Außerdem glaubst du felsenfest, dass er bereits vergeben ist. Dabei dominiert dein Gedanke: *„So ein Typ kann doch unmöglich alleine sein."* Zudem, sagt dir deine innere kritische Stimme, dass dies wieder nur einer von diesen Egomanen ist, der nur auf seinen eigenen Vorteil aus ist. All seine Vorgänger waren doch genauso. Warum sollte dieser Mann nun anders sein?

Je mehr du darüber nachdenkst, desto mehr bist du davon überzeugt, dass dieser Typ auch nicht besser ist als die anderen. Auch fragst du dich, warum er ausgerechnet dich sehen sollte? So wie du aussiehst. Da kann er dich doch gar nicht sehen, oder?

Was ist passiert?
Statt dich selbst zu motivieren, zu inspirieren hast du die Situation von Angst, schlechten Erfahrungen und von deinem minderen Selbstwertgefühl dominieren lassen und dich selbst sabotiert. Ohne, dass dieser Mann auch nur ein einziges Wort gesagt hat, hast du ihn bereits in eine Schublade gesteckt. Du hast dadurch eine klare Entscheidung getroffen. Jene Entscheidung, dass du keinen besseren Partner an deiner Seite verdient hast, als eben nur Egoisten. Das bestätigte dir deine Vergangenheit. Du zweifelst sehr daran, dass dir besseres wiederfahren kann. Warum auch? Du bist es doch nicht wert...

Damit widerspiegelt sich dein Selbstwertgefühl, dass auf einem Nullpunkt angekommen ist.

Derweilen wäre das ganze Vorhaben viel effizienter und produktiver, wenn du dies mit Überzeugung, Mut und dem Bewusstsein angehst, dass dieser Mann (oder Frau) enormes Glück hat, dich kennenzulernen. Du bist eine phantastische Frau (oder Mann), die einzig mit den letzten Partnern Pech hatte. Du hast daraus gelernt. Hast dadurch deinen eigenen Wert besser kennen- und schätzen gelernt. Zudem: Jene Menschen waren deiner nicht würdig. Denn Fakt ist: **Du bist dazu geboren, Liebe zu geben und Liebe zu erhalten. Punkt!**

Worin liegt der Unterschied?
In dem ersten Szenarium steckst du voll in der Opferrolle fest. Du bemitleidest dich selbst für das was dir in der Vergangenheit passiert ist. Diese Erfahrungen haben dir deinen Glanz, deine Farben genommen. Daraus ist eine kritische und – verzeih, wenn ich dies so hart sage – verbitterte Person geworden, die mit sich und der Welt hadert und alles grau, einsam und trostlos wahrnimmt.

In dem zweiten Szenarium ist das Gegenteil der Fall. Du hast aus deinen Erfahrungen gelernt. Hast die negativen Erfahrungen ins Positive umgewandelt. Du weißt, dass jedes noch so Negative auch sein Gutes hat. Es geht klar darum, das Positive darin zu erkennen und wertzuschätzen. Du weißt, dass diese Männer in deinem Leben, die dich nicht gut behandelt haben, ein Spiegel von dir waren. Sie kamen in dein Leben um dir aufzuzeigen, worin du dich formen kannst. Ebenso hast du erkannt, dass du diese Männer in kleinster Weise verändern kannst. Nein!
Es gibt nur einen Menschen auf den du gänzlich Einfluss hast. Dem du raten, weisen und deine volle Unterstützung und Support anbieten kannst. **Wer? Das bist ganz alleine DU selbst!**

Du bist der Kapitän deines Lebens. Du hältst das Ruder in deinen Händen und entscheidest, wohin die Reise gehen soll. Du alleine! Kein anderer. Durchaus können heftige Winde und Stürme dein problemloses Ankommen verzögern. Aber dies hält dich nicht von deinem Ziel ab. Diese bleibt bestehen, mit allen Widrigkeiten, Verzögerungen, und Hindernissen. Solange du standhaft, konsequent, diszipliniert und unnachgiebig bleibst, ist dein Ziel in nächster Nähe!

Aus diesem Grund ist es unverzichtbar, dass wir uns vorgängig genauer ansehen, wie die Rolle des Kapitäns funktioniert.

- Wie tickt jener Befehlshaber, der dein Schiff manövriert?
- Kennt er seine Ecken & Kanten? Kann er damit umgehen?
- Weiß er um seine Stärken & Talenten die er jederzeit abrufen und – vor allem – einsetzen kann?

Im Klartext heißt das:

Um deinen Mr./Ms. Right zu finden,
ist die Konfrontation mit dir selbst unausweichlich
und auch unaufschiebbar!

Aber keine Sorge. In dem nächsten Kapitel gehen wir gemeinsam gezielt und strategisch darauf ein. Machen uns sozusagen auf die Reise in dir selbst. Es ist wie in einen Spiegel zu blicken und nebenbei spricht der Spiegel mit dir. Nicht schlecht, oder? Somit schnall dich an und ab geht die Post…

Was sind deine Erkenntnisse daraus? Was nimmst du mit?

FAZIT

_____

_____

Die 5 wichtigsten Leitsätze, Erkenntnisse aus diesem Kapitel sind:

Darf ich vorstellen, ich bin...

Bevor du dich in eine neue Beziehung stürzt, nutze diese wertvolle Zeit des Alleinseins um dich selbst neu kennenzulernen. Sich aus der dritten Perspektive zu betrachten, hat durchaus seinen Reiz. Dabei beobachtest und analysierst du dich selbst gänzlich neu und wirst dich in einem neuen Licht wahrnehmen und erkennen.

Jeder Mensch setzt ein gewisses Bild von sich selbst voraus. Dabei vergessen wir nur zu gerne, dass wir uns verändern. Erlebnisse, Erfahrungen, Eindrücke hinterlassen ihre Spuren und nehmen kaum merklich Einfluss in unserem Sein.

Das alleine schon ist ein guter Grund um sich seinem eigenen ICH gegenüber zu stellen und mit dem Fremdenblick neu wahrzunehmen. Hand aufs Herz: Was wird dein Mr. Right sehen, erkennen, wenn er dich erblickt?

Wobei ich darauf hinweisen möchte, dass du diese Grundsatzfrage für dich selbst stellen solltest. Dabei wirst du erkennen: **Du bist dir selbst das wertvollste Gut!** Das gilt es zu bewahren wie ein Schatz. Einen wertvollen Schatz. Analysen deines Selbst durchzuführen ist etwas, was ich dir dringend nahelege. Dies dient dir zudem als gute Erkenntnis für dich im Umgang mit dir selbst und mit deinem Umfeld.

Nichts bleibt stehen! Alles ist in Bewegung. Auch du. Somit gönn' dir die Zeit und die Priorität, dass du dich 1x im Jahr einem innerlichen Check-Up unterziehst, indem du dir Fragen zu deinem Selbst stellst. In den nächsten Kapiteln gehen wir näher darauf ein.

Hallo...
Wenn wir Menschen kennenlernen, stehen meistens folgende

Fragen im Raum. *„Wie heißt du?"*, *„Woher kommst du?"*, *„Was machst du beruflich?"* und nicht selten fällt zudem die Frage *„… und bist du verheiratet oder Single…?"*

Mal abgesehen von der letzten Frage weisen alle Fragen eines auf: Sie halten sich an die Knigge. Keine zu persönlichen Fragen die das Gegenüber vor den Kopf stoßen und ihn (oder sie) nicht in die knifflige Situation bringt zu viel von sich selbst preiszugeben. Denn genau das wollen wir ja zumeist nicht: Anfangs zu viel von uns preiszugeben! Das *Mysterium* ist angesagt.

Einen neuen Menschen kennenzulernen ist eine spannende Reise. Dabei bildet sich der Betrachter innerhalb von wenigen Sekunden eine Meinung von seinem Gegenüber. Dies wird nicht nur von der Inhalt der Information an sich mitbestimmt, sondern wird durch dessen Tonfall und Körpersprache beeinflusst. Dabei dominiert vor allem die Körpersprache als aufschlussreiches Sprachrohr das darüber Preis gibt, wie du dich in diesem Moment fühlst. Zudem kommt das äußere Erscheinungsbild hinzu, dass durch Kleidung, Haarstyle etc. beeinflusst wird. Das alles zusammen gibt dem Gegenüber ein Bild – sprich den ersten Eindruck - von dir.

Ob dies nun *„gut"* ankommt, ist nicht primär von dir abhängig, sondern kommt darauf an wie dein Gegenüber tickt und auch welche Intentionen die Person hat.

Auf einander zugehen setzt voraus, dass du bereit bist mindestens den halben Weg deinem Gegenüber entgegen zu kommen. Dabei musst du eines ganz klar wissen und dir auch immer wieder in Erinnerung bringen:

> Du hast keinen Einfluss auf das Denken,
> Empfindung und Reaktion deines Gegenübers.
> Du hast einzig Einfluss auf dich selbst!

Wenn dein Gegenüber dich nicht mag, ok, dann ist das ebenso so.

D.h. allerdings nicht, dass du effektiv ein unsympathischer Mensch bist. Es kann tausende Gründe haben, warum dein Gegenüber diese Wahrnehmung von dir hat. Davon ausgegangen, dass du dich im guten Gewissen und nach besten Willen ihm gegenüber verhalten hast, hast du dein Bestes getan. Punkt.

Bleib immer ganz bei dir, dann bist und bleibst du authentisch. **Du bist ein wundervoller Mensch, mit einzigartigen Fähigkeiten, Talenten und Werten die alle zusammen DICH in dieser tollen Form kreiert haben.**

Lass dir von keinem Menschen das Gegenteil einreden. Genauswenig erlaube es dich durch negative Äußerungen anderer Menschen herunterzuziehen oder schlecht zu machen. Die Frage ist: *Nimmst du dich in deiner wunderbaren Art und Weise gänzlich an, authentisch mit allen Ecken und Enden*? Oder fragst du dich: *Was macht mich tatsächlich aus? Nach welchen Kriterien werte ich?* Lass uns diese Fragen in den nächsten Seiten näher betrachten.

Nach welchen Werten (be)werte ich?

Ein jeder einzelne von uns richtet das Leben nach Werten nach denen wir uns orientieren. Das kann z.B. Ehrlichkeit, Treue, Liebe und vieles mehr sein. Wir tun dies zumeist ganz unbewusst. Diese Werte wurden in unserer Kindheit durch verschiedene Faktoren wie u.a. Familie, Umfeld und Erlebnissen geprägt, in unserem Erwachsenenleben gefestigt und durch weitere Werte bereichert. Diese Werte sind insofern für uns entscheidend, da wir unser eigenes Wohlbefinden danach richten. Sie sind essentiell wichtig für uns, um Glück zu empfinden.

Wir tragen diese Werte in uns ohne uns darüber im Klaren zu sein welche diese sind. Obwohl es genau jene Werte sind nach denen wir – wie ein Spiegel - in unser Umfeld und Umwelt streben. Unsere Freunde spiegeln diese Werte. Dabei ist das beidseitige

Fokussieren auf die gleichen Werte mitunter einem Grund für die Freundschaft. Im gleichen Zuge streben wir intuitiv danach, dass Mr./Ms. Right dieselben Werte in dessen Leben integriert hat.

Es ist wichtig, dass du deine Werte kennst!

Sie prägen dich privat wie beruflich. Somit lade ich dich dazu ein, dass du dir Gedanken machst und dir folgende Fragen stellst:

Nach welchen Werten richtest du dein Leben? Was ist dir wichtig? Welche Werte sind unverzichtbar für dich? Auf was welche Werte willst du in deinem Leben auf keinen Fall verzichten? (*Zur Unterstützung findest du am Ende des Buches eine Werteliste*).

Wer bin ich?

Es geht hierbei um dich! Deshalb lade ich dich herzlich dazu ein, dein ICH zu hinterfragen. Dir selbst sozusagen auf den Zahn zu fühlen. Dabei denke immer daran, dass dies dein ganz persönliches Arbeitsbuch ist. Dies sind deine Notizen, dein Gut, deine Ressource, deine Gedanken und diese sind hier gut aufgehoben.

Halte dich bitte daran, dass du bei den folgenden Fragen dir selbst gegenüber stets ehrlich bist und bleibst. Du brauchst dir selbst nichts vorzumachen.

So wie du bist,
bist du wundervoll und ein großartiger Mensch.

Bei dieser Übung geht es darum, dass du dich in deiner Einzigartigkeit erkennst und annimmst. Es gibt hier kein Richtig und Falsch. Es gibt einzig das Sein. Dieses in allen Facetten zu erkennen und festzuhalten, ist eine wunderbare Art und Weise dich selbst im neuen Licht kennenzulernen. Somit, meine Damen und Herren, Bühne auf für dich:

Wie fühlst du dich? Bist du unzufrieden, einsam, zufrieden, glücklich? Beschreibe deinen aktuellen Gefühlszustand:

_____

_____

Denke bitte an einen Menschen, den du sehr respektierst und achtest. Wie würde dich dieser Mensch beschreiben?

_____

_____

Was machst du von Herzen gerne? Bei welcher Tätigkeit kommst du in den Flow, beflügelt dich, verlierst du das Zeitgefühl?

_____

_____

Wieviel Zeit räumst du den obengenannten Tätigkeiten ein? Hast du diese in deinen Tagesablauf integriert? Wöchentlich?

_____

_____

Was missfällt dir an dir selbst? Was würdest du gerne an dir selbst verändern? Verbessern?

_____

_____

Was tust du dafür um das Obengenannte zu verändern? Wieviel Zeit und Energie investierst du dafür?

_____

_____

Welcher deiner Eigenschaften schätzt dein Chef sehr an dir?
(Zur Unterstützung findest du am Ende des Buches eine Eigenschaftsliste)

_____

_____

Was sind deine Stärken? Worin siehst du dich selbst besonders gut und hebst du dich von anderen ab?

_____

_____

Wie schätzt du dein Selbstwertgefühl ein? Auf einer Skala von 1 – 10 *(wobei 10 die höchste Note ist)* wo siehst du dich?

_____

_____

Würdest du alleine in den Urlaub fahren? Wohin würdest du reisen? Was würdest du unternehmen?

_____

_____

Wie fühlst du dich, wenn du alleine bist? Ist dies ein beklemmendes, ungutes Gefühl oder eher bereichernd und nährend? Wie lange hält sich dieses Gefühl, wenn du alleine bist?

_____

_____

Warum möchtest du Mr. Right an deiner Seite wissen? Wärst du dadurch glücklicher? Welchen Mehrwert siehst du darin?

_____

_____

Es kann durchaus sein, dass dir die eine oder andere Frage Schwierigkeiten bereitet. Kein Problem! Nimm diese Frage in deinen Alltag und überlege dir, was dir dazu einfällt. Höre in dich hinein und sei achtsam. **Alle Antworten liegen in dir!**
Es geht nicht darum, dass du diese schnell beantwortest, sondern überdenke diese gewissenhaft. Der Inhalt deiner Antworten ist entscheidend. Es geht dabei um das eigene Reflektieren. Um das Gewahr werden deines eigenes Ich's.

Was hat dir das Beantworten dieser Fragen aufgezeigt? Wie hast du dich wahrgenommen? Was hast du daraus gelernt?

FAZIT

_____

Ist das Glas halb leer oder halb voll?

? Wer kennt diese Grundsatzfrage nicht, ob das bis zur Mitte mit Wasser gefüllte Glas nun aus dem Auge des Betrachters halb leer oder halb voll ist?

Wie ist das bei dir? Wie siehst du das Glas? _____

Halb leer oder halb voll? Die jeweilige Antwort gibt Auskunft darüber, welches Glaubensmuster du hast. Während jene - die das Glas als halb leer sehen - sich eher als Pessimisten outen, sind jene, die in dem halb mit Wasser gefüllten Glas als halb voll erkennen, durchwegs optimistische Personen.

Ein anderes Beispiel. Angenommen du erstellst ein Dokument auf deinem Laptop. Plötzlich fällt der Strom aus und deine Daten sind weg. Der Pessimist ärgert sich heftig und macht alle anderen für diese Misere verantwortlich. Der Optimist ärgert sich nicht minder, weiß aber, dass er besser hätte die Datei abspeichern sollen. Er sagt sich: „Was soll? Dann mache ich das Ganze nochmals...« Sobald er mit dem zweiten Entwurf fertig ist, erkennt er, dass dieses viel besser geworden ist, als das Erste.

Wie siehst du dich? Als Pessimist oder Optimist? _____

Klar macht es einen Unterschied in welche Richtung du tendierst. In jene des Pessimisten oder des Optimisten... Während der Pessimist sich selbst und seine Fähigkeiten stets in Frage stellt, glaubt er die Ursache - an der er nichts ändern kann - liege in seinem Versagen. Deshalb ist er hoffnungslos und deprimiert. Das widerspiegelt den Glauben des Pessimisten, dass er keinen Einfluss auf sein Schicksal, auf sein Leben habe. Das Fatale daran ist, dass der Pessimist resigniert und kapituliert, statt sich den Problemen zu stellen und eine Lösung und Ausweg zu finden.

Derweilen glaubt der Optimist an sich und an seine Fähigkeiten. Er ist gänzlich davon überzeugt, dass er sein Leben positiv beeinflussen kann und ist deshalb vertrauensvoll, zuversichtlich und hoffnungsvoll. Dadurch nimmt der Optimist sein Leben aktiv in die Hand und gestaltet dies erwartungsfroh und guten Mutes. Durch das aktive Tun wird die Lebensqualität gesteigert. Dabei ist diese Einstellung, das Denken des Optimisten der Auslöser, der das aktive Handeln zu diesem Mehrwert führt.

Zuversicht = Sicht

Die primäre Eigenschaft des Optimisten, sprich die Zuversicht, ist insofern wegweisend, da der Optimist dadurch die Sicht behält. Sei dies im Sinne von Sicht auf das Ziel ist damit ebenso gemeint, dass der Optimist die Oberhand behält. Das Wort Zuversicht trägt das Wort *Sicht* in sich. Sicht, gleichbedeutend mit sehen, lässt somit den Optimisten in dem klaren Erkennen des Tatverhaltens profilieren. Während ein Pessimist am Himmel zumeist nur die Wolken erkennt, behält der Optimist die Zuversicht und erkennt am Horizont hinter den Wolken die wärmespendende Sonne.

Beide erkennen was effektiv vor Ort ist. Einzig ist der Optimist besser trainiert im Sehen. Im durchdringlichen, konsequenten Sichten, dass dazu führt, dass er trotz der Wolken die Sonne erkennt, die sich tatsächlich hinter den Wolken befindet.

Die Zuversicht ist zudem eine wichtige Zutat für Resilienz, sprich die seelische Widerstandsfähigkeit, die gerade gegenüber Problemen und Krisen ein äußert nützliche Eigenschaft ist.

Wie zuversichtlich bist du? Steht Zuversicht auf deiner Werteliste?

Übe dich in deiner Zuversicht! Alles lässt sich erlernen, auch das Sehen, das sich in Zuversicht üben. Trainiere dich darin, in jeder Situation schlussendlich die *Sonne* zu sehen. Du entscheidest, was du sehen möchtest. Du entscheidest, ob du dein Leben mit Zuversicht bereichern möchtest und du somit in einer bunteren, farben-froheren und vielseitigeren Welt die Hauptrolle spielst. Was ist deine Entscheidung dazu? Dein Resümee?

FAZIT

Wie viele bin ich…?

Nicht selten neigen wir Menschen dazu uns nicht als ICH zu sehen, sondern in der Menge seiner Begleiter. Das ICH steht für einen selbst, für sich in seiner ganzen Form. Sprich Du als Person mit allem was dich ausmacht. Dein Körper, dein Geist, deine Zellen, deine Gedanken, deine Seele. Du bist jedes Einzelne zusammen als Ganzes. Dabei formten dich deine Erfahrungen, deine Erlebnisse. Mit deinem Gedankenmuster – sei dies pessimistisch oder optimistisch – fügtest du deinen Erlebnissen die Bewertung hinzu. Mit deiner Grundeinstellung zum Leben bekam deine subjektive Bewertung zu dem jeweiligen Vorfall noch die Würze. Voila, fertig ist der Persönlichkeits-Shake, der dich zudem macht, was du bist.

Sei dir mit einem gewiss: **Du bist ein wundervoller Mensch mit phantastischen Talenten und Fähigkeiten.** Viele Menschen sind sich genau jener Fähigkeiten gar nicht bewusst, allerdings sind sie da. Absolut! Dass ein jeder von uns sich so annimmt, wie er ist – und zwar als Summe von allen einzelnen Teilen – ist der 1. Schritt sich selbst um sich selbst so anzunehmen. Statt sich jedoch mit der eigenen Person zu beschäftigen, fallen viele Personen immer wieder in das Muster, um sich primär um den anderen Menschen zu kümmern. Sei dies der Ehemann oder Ehefrau, die Eltern, Freunde und Nachbarn.

Bitte missversteht mich nicht. Es ist wichtig, für seine Mitmenschen da zu sein. Wenn Not am Mann ist, kreisen alle Alarmglocken und Hilfe stürmt los. Das will allerdings nicht heißen, dass der primäre Fokus auf das Leben der anderen gelenkt sein sollte. Da bleibt automatisch das Eigene auf der Strecke.

Hand aufs Herz: Ist es dir nicht selbst schon mehrmals passiert, dass du – zum Wohle der anderen – auf deine eigene Stimme, Wunsch und Bedürfnisse verzichtet hast? Wenn das mal ab und zu zutrifft, spricht nichts dagegen. Für einen anderen Menschen auf etwas zu verzichten, zeichnet dich als Person durchaus aus. Wo liegt allerdings die Grenze? Zumeist entwickelt sich dieses anfängliche Muster radikal zu einem Dauerzustand und ohne dass der Mensch es versieht, steckt er in diesem Handlungsprogramm fest. Zumal sich die Umgebung schnell daran gewöhnt. Die anderen freust... Nur wer bleibt dabei auf der Strecke? Dein ICH!

Um dein ganzes Ich gänzlich zu leben und dadurch deine Berufung umzusetzen, ist es entscheidend, dass du auf deine eigenen Wünsche, Anregungen und Verwirklichung deiner Ideen eingehst. Wenn diese nicht ausgelebt werden, ist das ein Manko in dir, der dich mit einem Gefühl von Unvollständigkeit begleitet. Dies wiederum wird mit anderen Aktivitäten, wie Essen in Übermaßen, Trinken oder Traurigkeit, kompensiert.

Erkennst du die Domino-Entwicklung die daraus entsteht? Somit sei nun selbstkritisch und überlege dir, wie viele du mit dir herumschleppst? Betrachte dazu deine vergangenen Beziehungen. Hast du deine Wünsche ausgelebt? Oder warst du primär damit beschäftigt, deine bessere Hälfte ändern zu wollen?

_____

_____

_____

Einen anderen Menschen mit deinen individuellen Vorstellungen und Erwartungen des Seins zu konfrontieren, sagt eines ganz klar aus: *Du nimmst diesen Menschen in seiner Art nicht an und möchtest ihn deshalb ändern.* Das ist ein Schuss nach hinten, denn so wie du in deiner Art und Weise wunderbar bist, ist auch jener Mensch in seiner Form einzigartig und individuell.

Es ist ein enormer Fortschritt in deiner eigenen Entwicklung, wenn du dies erkennst und danach lebst. **Den anderen Menschen in seiner Form zu belassen und zu akzeptieren, ist eine weise und für dich sehr gesunde Art.**

Du entledigst dich nämlich dadurch die „Last" des anderen von deinen Schultern und wirst fortan um vieles leichter, geschmeidiger und vor allem entspannter durch die Welt schreiten. In dem Buch „*Der Minuten Manager und der Klammer-Affe*" ist wunderbar beschrieben, wie du lernst dir nicht zu viel aufzuhalsen. Indem du dich so verhältst, gibst du die Verantwortung wieder an den Menschen ab. Er oder sie selbst entscheidet was für sich richtig oder falsch ist. Zügle dich in deiner Meinung über richtig oder falsch, welche durchaus nur deine ganz individuelle subjektive Betrachtung und Wertung ist. Zügle dich in der Beurteilung, ob die Entscheidung des anderen im von dir angemessenen Zeitmanagement passt. Alles hat seinen Sinn. Auch wenn dies anfangs vielleicht nicht sichtbar ist.

Mit diesem Verhalten entledigst du dich der Verantwortungen für anderen und hast somit viel mehr Raum, Energie und Zeit um dich auf dich selbst zu konzentrieren.

Wenn du Mutter bist, ist es natürlich selbstverständlich, dass du dich um das Wohl deiner Kinder sorgst. Allerdings auch hier ist es wichtig, dass die Eltern den kleinen Persönlichkeiten Raum erlaubt, um ihre eigenen Entscheidungen zu treffen. Keine Lebensentscheidungen, versteht sich. Derweilen dient diese Haltung in dem Üben des sich Entscheidens. Lernt der Mensch bereits als Kind Entscheidungen zu treffen, das heißt sich zwischen mehreren Dingen und Möglichkeiten zu entscheiden, desto leichter fällt es der Person als Erwachsener. Als Elternteil unterstützt du deine Kinder darin, mit der Konfrontation des Entscheidens und den Umgang mit den daraus resultierenden Konsequenzen zu üben.

Es ist wunderbar Menschen um sich zu haben, die einem wichtig sind und die von dir geliebt werden. Allerdings nur, wenn dies im Gleichgewicht ist und in der selbstlosen Annahme des anderen Menschen in seiner Form.

Übe dich in dem Erkennen des Unterschiedes, zwischen akzeptieren wie diese Menschen sind und kontinuierliches verändern wollen. Dazu kann ich dir empfehlen, dass du ab sofort Achtsamkeit übst. Notiere dir jedes Mal, wenn du wieder in dieses alte Verhaltensmuster fällst, was und bei wem du dies machst. Sodann wird es dir einfacher fallen, dieses Verhalten abzulegen.

!

Du bist du!
Du bist es dir wert, dir die Zeit für dich zu nehmen. Lege die Verantwortlichkeiten und fehlgeglaubten Notwendigkeiten für andere ab und konzentriere dich auf dich. Nicht nur aufgrund der Tatsache, dass du dir dies selbst schuldig bist, sondern ebenso da jeder Mensch für sich selbst verantwortlich ist.

Indem du ab sofort die Verantwortung gänzlich für dich und nur für dich (*außer natürlich, wenn du Kinder hast*), dann übernimmst, wird dein Leben erfüllender.

Was ist deine Entscheidung dazu? Dein Resümee?

FAZIT

_____

_____

_____

_____

Die 5 wichtigsten Leitsätze, Erkenntnisse aus diesem Kapitel sind:

Das Leben beginnt außerhalb der Komfortzone

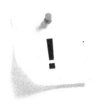

Das Leben steckt voller Überraschungen, neuen Welten und Forschungsbereiche. Während Kinder voller Neugierde, Wissensdurst und Forschungsdrang stets nach dem Neuen suchen und experimentieren, neigt der Erwachsene dazu, es sich in seiner gewohnten Umgebung und Umwelt bequem zu machen. Der Drang nach Neuem lässt mit den Jahren immer mehr nach. Stattdessen fühlt er sich wohler in dem, was er am besten kennt.

Der Widerspruch an sich beginnt. Während der Mensch sich in seiner Lethargie nach einem spannenden, abenteuerlichen und abwechslungsreichen Leben immer mehr sehnt, tut er alles dafür, dass er an dem gewohnten Ort stecken bleibt. Die Unzufriedenheit wächst. Solange der Leidensdruck klein ist, steht keine aktive Änderung an. Aber sobald der Leidensdruck grösser und intensiver wird, desto eher kommt eine Veränderung im Gang. Und dieser **beginnt unweigerlich mit dem Verlassen seiner Komfortzone!**

Komfortzone verlassen

Wohl liegt zumeist genau da der Hund begraben. In dem Verlassen seiner Komfortzone. Aus dem Heraustreten aus dieser Wohlfühlzone bedeutet den wohlbekannten komfortablen Bereich auszubrechen und genau das sorgt bei Menschen für Unbehagen.

Was genau ist die Komfortzone? Die Komfortzone, dessen Begrifflichkeit aus der Populärwissenschaft kommt, wird als jener durch Gewohnheit bestimmter Bereich definiert, in dem sich Menschen gut fühlen, da dieser durchaus bekannt und vor allem gewohnt ist. Dies schließt ebenso das Umfeld ein. Zudem sind Gewohnheiten und Rituale ein wesentlicher Teil der Komfortzone.

Die Komfortzone endet genau da, wo Überwindung oder Anstrengung beginnen und es somit nicht mehr bequem ist. Da schließt ebenso alles ein, was für den Menschen neu und unerwartet ist. Ein sehr guter Hinweis für das Betreten außerhalb der Komfortzone ist hierbei das Angstgefühl.

Jeder Mensch verfügt bewusst oder unbewusst über eine individuelle Komfortzone. Das Überschreiten dieser Grenze mag bei Menschen ein mulmiges Gefühl verursachen, da das gewohnte Umfeld verlassen wird. Gerade bei schüchternen Personen kann schon das Ansprechen von einer fremden Person die Grenzüberschreitung seiner Komfortzone bedeuten.

Es mag Kraft und Überwindung kosten, aus der Komfortzone zu schreiten. Allerdings ist es ein enormer Mehrwert, denn die Angst und Stress verschwindet, sobald du aus deiner Komfortzone trittst. Ja ironischerweise passiert genau das.

Der schwierigste Teil bei dem Ganzen ist die Entscheidung zu treffen einfach loszugehen. Genau das kostet am meisten Kraft und Energie. Es ist wie einen Zug ins Rollen zu bringen. Sobald dieser in Fahrt kommt, geht es dann fast wie von alleine. Dabei ist es entscheidend, ob du grad am Anfang die Angst vorm Scheidern überwindest, quasi darüber springst, und losziehst. Tatsache ist, dass der Mensch wächst indem er seine wohlbekannte Komfortzone verlässt. Mit jeder neuen Erfahrung erweitert sich dessen Komfortzone. Dann fühlt er sich lebendig, voller Energie und Lebensfreude. Deshalb sei darum bemüht, täglich mindestens einmal deine Komfortzone zu verlassen.

Das Risiko ist es wert...
Was täglich einmal deine Komfortzone verlassen? Ja genau! Übe dich darin, dich mit neuen Aktivitäten herauszufordern, neuen Menschen zu begegnen, und neue Welten für dich zu entdecken.

Neue Leidenschaften, Hobbies, Länder erkunden. Ja, sowie ebenso deinen Mr. oder Ms. Right in dein Leben begrüßen.

Du meinst, das ist alles leichter gesagt als getan? Nun, tatsächlich ist alles Neue am Anfang schwierig. Das kann jeder Neuling am Piano oder am Tennisplatz bestätigen. Dabei macht Übung den entscheidenden Unterschied. Gewürzt mit Disziplin und Konsequenz entscheidet diese Kombination über Erfolg oder Durchschnitt. Dies bestätigen Weltmeister wie Roger Federer. Alles hängt von der persönlichen Einstellung und Einsatz ab.

4 Schritte um aus der Komfortzone zu kommen

Wie gehst du nun am besten vor, um deine Komfortzone zu verlassen bzw. zu erweitern?

1. Schritt: Werde dir deiner Komfortzone bewusst!

Indem du dir diesen Bereich als genau das annimmst, was er ist – deine Wohlfühlzone -, erkennst du jene Grenzen, die es für dich zu überschreiten gilt. Beginne damit, indem du dich selbst beobachtest und schreibe diese nieder.

Was für Gewohnheiten hast du? Wie sieht dein gewohnter Tagesablauf aus? Welche Routine ist Teil deines Tagesablaufes?

_____

_____

Beobachte dich und lerne dadurch deine Komfortzone kennen.

2. Schritt: Ändere deine Sichtweise!

Beginne fortan deine Wohlfühlzone als einen Unterschlupf sehen. Mach dir bewusst, dass dieser Unterschlupf stets vor Ort sein wird und dir – wenn du so willst – Sicherheit gibt.

Entschließe dich sodann fortan nicht mehr „nur" die bekannten Wege zu gehen, sondern erlaube dir Herausforderungen anzunehmen, die dich sodann zwingen, raus aus deiner Komfortzone zu kommen. Dies können durchaus ganz einfache Dinge sein. Verwende z.B. fortan die linke Hand um deine Zähne zu putzen. Oder fahre statt mit dem Auto doch mal den Bus, um zur Arbeit zu gelangen. Akzeptiere das Anfangsgefühl des Unbehagens. Je öfters du dies tust, desto leichter wird es dir fallen.

Welche Herausforderungen wirst du dir täglich stellen? Welche altbekannten Wege möchtest du ändern?

---

3. Schritt: Erweitere deine Komfortzone!
Fange nun an Schritt für Schritte deine Komfortzone zu erweitern. Wähle dein Tempo. Das Erweitern deiner Komfortzone ist durch einfache Dinge und Aktivitäten möglich.

Zum Beispiel meldest du dich an einem Kurs an. Sei dies Tanzen, Karate oder auch Theater spielen. Es soll etwas sein, was für dich neu ist, du jedoch schon immer machen wolltest. Entscheide nun, was und vor allem ab wann du machen wirst, um deine Komfortzone zu erweitern:

---

4. Schritt: Überprüfe konstant deine Fortschritte!
Hinterfrage dich kritisch, ob du dich auch tatsächlich aus deiner

Komfortzone bewegst. **Denke stets daran, dass alles was du kontinuierlich 3 Wochen hintereinander machst, zu einer Gewohnheit wird.** Dabei zeigen sich die ersten 5 Tage als die Schwierigsten. Somit bleib fokussiert und konsequent in diesen ersten 3 Wochen. Danach fällt dir alles viel leichter von der Hand.

Wie fühlt sich dies an? Welche Erfahrungen hast du bisher gemacht? Was ist passiert?

Tatsächlich ist das Faszinierende darin, dass dein Leben bunter, farbenfroher und ereignisreicher wird, sobald du dich bewusst auf diesem Weg machst. Sich bewusst aus seiner Komfortzone zu bewegen, heißt, klar eine Entscheidung zu treffen, sich, sein Umfeld und seine Sichtweisen zu vergrößern, erweitern. Du öffnest dich dadurch allem Neuen, **platzierst dich somit ganz bewusst auf EMPFANG.** Genau das braucht es, wenn du deinen Mr. oder Ms. Right begegnen möchtest. Offenheit, Mut und die Bereitschaft neue Wege zu gehen. Wenn dein Radio, dein Empfang nicht eingeschalten ist, wirst du es nicht erkennen, wenn Mr. Right sodann direkt vor dir steht.

Deshalb arbeite an dir, mach dich parat, öffne deinen Horizont, erweitere deine Wohlfühlzone und sei achtsam, was um dich hierum Neues passiert.

Was sind deine Erkenntnisse dazu? Was ist dein Resümee?

FAZIT

Die 5 wichtigsten Leitsätze, Erkenntnisse aus diesem Kapitel sind:

Liebe ist...

Liebe ist ein wundervolles Gefühl. Ein Leben ohne Liebe ist nicht lebenswert. Liebe gehört schlichtweg zu den Grundbedürfnissen des Menschen. Dies legte auch ein Experiment aus dem 13. Jahrhundert an den Tag, als der wissenschaftsinteressierte Kaiser Friedrich II. (*aus dem Adelsgeschlecht Staufer*) veranlasste, dass Kinder gleich nach der Geburt von ihren Müttern getrennt wurden. Einzig das Füttern und Säubern war ihnen erlaubt, während jede weitere Zärtlichkeit und Kontakt strengstens verboten war. Schon nach kurzer Zeit starben die Kinder. Der Hunger nach liebevollem Kontakt wurde unter diesen Umständen nicht gestillt.

Somit lässt sich festhalten: **Liebe ist für Menschen extrem wichtig.** Wir brauchen die Zuneigung von anderen, die Aufmerksamkeit und Bestätigung, dass wir geliebt werden. Klein wie groß!

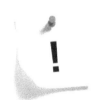

In meiner Kindheit hatte fast eine jedes junges Mädchen auf einem Bett die beliebten Kissen mit Cartoon Motiven zum Thema „Liebe ist..." liegen. Das war trendy und in. Denn schon damals war das Thema Liebe viel diskutiert. Was genau ist aber Liebe?

Was genau ist Liebe?

Liebe hat eine vielsagende Bedeutung. Allen voran steht ein starkes Gefühl, das mit der Haltung inniger und tiefer Verbundenheit zu einer Person steht. Ebenso wird Liebe als die stärkste Form von Zuneigung und Wertschätzung bezeichnet.

Es gibt unterschiedliche Formen von Liebe, wie z.B. jene tiefe Zuneigung innerhalb eines Familienmitgliedes, wie Elternliebe und Geschwisterliebe. Gleichwohl gibt es die tiefe Zuneigung innert der Geistesverwandtschaft, wie z.B. zu Freunden. Sowie jenes sehr innige Gefühl von Liebe zu seinem Partner, der auch als sein Seelenpartner empfunden werden kann. Nicht zu vergessen die tiefe Verbundenheit zu Tieren, die bei vielen Menschen einen sehr hohen Stellenwert hat. Das körperliche Begehren gegenüber einem anderen Menschen kann durchaus auch eine Form von Liebe sein. Zumeist findet die körperliche Liebe die Definition in der Sexualität. Wenn diese nicht ausgelebt wird, wird diese als platonische Liebe bezeichnet.

In allen erwähnten Situationen findet sich die Liebe in Form einer anderen Person oder Lebewesens (*z.B. Tieren*) wieder. Sie spiegelt sich in der anderen Person und wird Teil von dem Fühlenden.

Was ist für dich Liebe? Beschreibe deine Sichtweise zur Liebe.

ÜBUNG

_____

_____

_____

Objekte der Liebe

Somit schauen wir uns nun mal die Arten der Liebesobjekte genauer an. Wohl die Wichtigste von allen ist die…

!

Selbstliebe

Grundsätzlich wird davon ausgegangen, dass die Selbstliebe stets vorhanden ist. Leider ist dies nicht der Fall. Viele Menschen lieben sich selbst nicht, denn sie nehmen sich nicht in der Form an, wie sie sind. Dabei ist es die Grundvoraussetzung, dass der Mensch sich vorgängig selbst liebt, um sodann fähig zu sein, andere Menschen zu lieben. In der Praxis sieht dies zumeist entgegengesetzt aus. Gerade bei seinem Partner wird versucht die fehlende Selbstliebe durch dessen Liebe zu kompensieren. Ein fataler Fehler, da dadurch die Erwartungshaltung gegeben über seinem Partner enorm hoch ist. Ironischerweise kann der Partner diese Lücke unmöglich füllen. Auch wenn er oder sie sich noch so bemüht. Denn Selbstliebe ist, wie der Name schon in sich trägt, einzig und allein von sich selbst aus zu füllen. Aus diesem Grund gilt es für jeden Menschen das Augenmerk genau auf das zu lenken: **Auf deine Eigenliebe.**

Frage dich: Auf einer Skala von 1 – 10 (*die 10 ist die höchste Zahl*) wie hoch schätzt du deine Selbstliebe ein? _____

Bist du überrascht, über das Ergebnis? Keine Sorge. In einem späteren Kapitel werden wir den Aufbau deiner Selbstliebe behandeln. Es liegt alles in deiner Hand.

Familiäre Liebe

Die Liebe zwischen engen Verwandten ist gerade in der Kindheit entscheidend. Die Beziehung zu seinen Elternteilen, wie Mutter und Vater setzt Vorgaben, die den Menschen enorm prägen. Nicht jeder hat hierbei die besten Voraussetzungen in die Wiege gelegt bekommen. Während die einen zu wenig Liebe erhalten, bekamen die einen wiederum zu viel. Den perfekten idealen Schuss an Liebe ist ein großes Fragezeichen. Vor allem, da jeder Mensch individuell unterschiedliche Bedürfnisse hat.

Genauso ist es mit den Geschwistern. Jeder einzelne Mensch ist ein Individuum und in der Kombination der Familie füllt jedes Familienmitglied mit seiner Art und Weise das Familienleben aus. Geschwister sind ein Geschenk. Auch wenn sich den Charakteren untereinander sehr unterscheiden, ist und bleiben Geschwister Blutsverwandte, die einem das ganze Leben begleiten. Da heißt es zusammenhalten und sich gegenseitig zu unterstützen.

Wie auch immer deine Beziehung zu deinen Eltern und Geschwister ist, entscheidend ist, dass die Vergangenheit vergangen ist und somit nicht mehr geändert werden kann. Allerdings hast du sehr wohl Einfluss auf dein Jetzt. Lass dir somit dein Jetzt und somit deine Zukunft nicht durch Missstände in deiner Kindheit verderben.

Kinderliebe

Die Form der Kinderliebe ist eine ganz spezielle. Im Normalfall haben Mütter, die ihr Kind mehrere Monate unter ihrem Herzen trugen, eine besondere Verbindung zu ihrem Fleisch und Blut. Diese einzigartige Form von Liebe ist enorm intensiv, gefestigt, tief und unerschütterlich. Kinderliebe steht für Elternteil, gerade bei Müttern, über alles. Der Beschützerinstinkt lässt ungeahnter Kräfte emporsteigen, die nicht selten in Notfällen zum Einsatz kommen. Dies zeigt die Intensität, die Kinderliebe in sich trägt.

Nächstenliebe

Für ein harmonisches Miteinander ist die Nächstenliebe fundamental. Bereits in der Religion findet die Nächstenliebe eine große Beachtung und zeigt sich zudem als Eckpfeiler in der Ethik. Dabei setzt die Philanthropie auf die allgemeine Nächstenliebe. Für jeden Menschen sollte die Nächstenliebe eine der Werte in seinem Leben sein. Ganz nach dem Lebensgesetz der Ursache und Wirkung, ist die Art des Rufes in den Wald genau jener, der als Echo zurückkommt. D.h., so wie du Menschen behandelst, wirst du von Menschen behandelt.

Nach dieser Logik wird ein wohlwollendes und unterstützendes Agieren mit anderen Menschen vorausgesetzt, um wiederum das Selbige von anderen Menschen zu erhalten.

Objekt und Ideenliebe

Gerade in der westlichen Zeit wo durch limitierte Arbeitszeiten und den vielen technischen Beihilfen ein schönes Pensum an Freizeit geschaffen wurde, hat sich die Objekte und Ideenliebe als eine unverzichtbare Liebe entwickelt. Dazu gehört die Liebe zur Natur, die Liebe zu diversen Hobby, sprich Aktivitäten, die den Menschen in seiner Tätigkeit bereichern. Mit Ideenliebe ist die Liebe zu Idealen gemeint. Wie die Freiheitsliebe, Gerechtigkeitsgedanke und die Vaterlandsliebe.

Gottes-/Glaubensliebe

Die Religion mit seinen unterschiedlichen Glaubensformen und Hauptdarstellern (sei dies Gott, Mohammed, Buddha etc.) haben allesamt eines gleich. Die Liebe zu dem jeweiligen Glaubensbekenntnis. Während in den unterschiedlichen Religionen selbst die Liebe als Inbegriff des Wertes vorausgesetzt und gelehrt wird, nimmt zudem die Liebe für den Glauben bei den gläubigen Menschen einen hohen Stellenwert ein, der sein Leben mitbestimmt.

Tierliebe

Haustiere haben in unserer westlichen Welt eine sehr wichtige Bedeutung. Die Beziehung zu Tieren ist stets individuell, allerdings zeigt sich darin eine tiefe Verbundenheit. Egal ob es hierbei um Kinder oder um Senioren geht. Tiere sind in unserem Leben fest integriert und nicht mehr aus unserem Leben wegzudenken. Die Faszination dieser Tierliebe ist insofern besonders, da die Kommunikation mit den Tieren rein auf Körpersprache und Blickkontakt besteht. Klar sprechen wir Menschen mit den Tieren und wir haben durchaus das Empfinden, dass wir gänzlich verstanden werden. Der eindringliche Blick, die seitliche Kopfhaltung, der wedelte Hundeschwanz spricht durchaus für sich.

Dabei zeigt sich stark die Tendenz, dass gerade ältere Menschen sich nach dem Dahinscheiden ihres Liebsten ein Haustier, zumeist einen Hund, zulegen. Über die Zeit entwickelt sich eine ganz besondere Beziehung zu den Tieren, die sogenannte Tierliebe die einer Partnerliebe auf einer anderen Ebene durchaus nahekommt.

Partnerliebe

Seine bessere Hälfte an der Seite zu wissen, ist ein Bestreben, dass viele Menschen als Hauptziel in ihrem Leben sehen. Dabei wird das Finden seines Seelenpartners als das oberste Glück gesehen.

In unserer Gesellschaft nimmt die romantische Liebe in dem Verehelichen eine institutionelle bedeutsame Rolle ein und setzt dabei die Exklusivität von zwei Partnern voraus. Die Monogamie hat sich dabei als akzeptierte Lebensform durchgesetzt, wobei in einigen kulturellen Formen die Polygamie nach wie vor gelebt wird. Das will nicht heißen, dass in unserer Welt die Polygamie verpönt ist. Ganz im Gegenteil. Oft findet dies im geheimen und nicht immer von allen Akteuren in zugestimmter Form statt.

! Als erwähnenswert ist die positive Entwicklung der Akzeptanz der Partnerliebe von Gleichgeschlechtigen. In immer mehr europäischen Ländern ist es Homosexuellen und Leben erlaubt, den Ehebund einzugehen. Ebenso sind Adoptionen diesen Paargemeinschaften nicht mehr vorenthalten.

Jede Form von Partnerliebe haben eines gleich: **Dieses intensive Gefühl das enorm bereichernd, tragend und nährend ist.** Es beglückt den Menschen, lässt ihn/sie auf Wolke 5, 6 oder gar 7 tanzen und dadurch rückt deren Welt in ein anderes Licht.

Liebesgottheiten

! In zahlreichen Mythologien haben die Liebesgottheiten einen enorm wichtigen Einfluss und werden entsprechend verehrt. Dabei wird zumeist die Liebe an sich beziehungsweise deren Entstehung thematisiert. In unserer westlichen Kultur ist wohl „Amor" als der bekannteste Liebesgott überliefert. Das Amor mit seinen Pfeilen ins Herz trifft und dadurch die Liebe weckt, sorgte für den berühmten Ausspruch „Amors Pfeil" der gerade auf der Suche nach Mr. Right durchaus hilfreich sein kann.

Dabei hat *Amor* viele Namen. Die Griechen nannten ihn *Eros*, die Römer verwendet nebst *Amor* auch das Wort *Cupido*, um die Personifikation der Liebe Ausdruck zu verleihen.

Aphrodite gilt als die Göttin der Liebe, der Schönheit und der sinnlichen Begierde und war zudem eine der zwölf kanonischen olympischen Gottheiten. Aphrodite unwiderstehlicher Liebreiz verdankte sie ihrem magischen Gürtel aus Gold und Edelsteinen – der als der *„Charis – Gürtel der Aphrodite"* bekannt ist. Dabei verlieh sie den Gürtel auch wie etwa an Hera. Apropos: Charis wurde von ihrem Mann, dem Schmiedegott gefertigt!

Was für die Griechen *Aphrodite* war, nannten die Römer *Venus*, die Göttin der Liebe, des erotischen Verlangens und der Schönheit. Der Delphin zeigte sich als ihr beigeordnetes Tier, das in der Antike das Symbol für Liebe und Philanthropie war.

Nicht unerwähnt darf die ägyptische Göttin namens *Hathor* sein. Als Göttin der Liebe, Friedens, Schönheit, Tanzens, Musik und der Kunst, ging Hathor zudem als allumfassende Muttergottheit ein. Dies machte sie u.a. zur Beschützerin aller weiblichen Wesen.

Ebenso hatten die nordgermanischen Völker ihre Liebesgöttin. *Freya* oder *Freia* genannt war zudem die Göttin der Ehe. Ebenso ehrte man Freya als die Göttin der Fruchtbarkeit, des Frühlings, des Glücks und als Lehrerin des Zaubers.

Über die Jahrtausende wurde viel an Wissen, Kenntnissen and Erfahrungen weitergetragen. Dabei dienen die Geschichten dieser Gottheiten die Hauptrolle als Lehrmeister, die Dank versierten Geschichtenerzählern überliefert sind und uns auch in unserer heutigen Zeit die Priorität der Liebe weisen. Ich empfehle dir, dass du die überlieferten Geschichten der Liebesgottheiten nachzulesen. Siehe dazu am Ende des Buches Links dazu.

Unvergessliche Liebespaare

Die Bedeutung der Liebe für uns Menschen spiegelt sich ebenso in der Überlieferung der Geschichte auch als fester Bestandteil von den unterschiedlichen Religionen wieder. Dabei wurden zahlreiche einzigartige Liebespaare überliefert.

Wie etwas *Adam & Eva*, bei welchen Adam der verführerischen Eva gänzlich verfällt und sich ihr zu Liebe der Versuchung hingibt. Es sei hier dahingestellt, ob dieses älteste überlieferte Liebespaar tatsächlich gelebt hat. Hingegen hat das Liebespaar *Antonius & Kleopatra* durchaus ihre Spuren in der Kunst und Literatur hinterlassen. Dabei bekunden die Geschichtebücher, dass Amors Pfeil geradewegs den mächtigen römischen Politiker Antonius traf, als der Feldherr die schöne verführerische Kleopatra erblickte. Zahlreiche Filme haben sich dieser leidenschaftlichen Liebesgeschichte gewidmet.

William Shakespeare legte sein literarisches Liebeszeugnis mit der Tragödie *Romeo & Julia* vor. Als einer der berühmtesten Liebesgeschichten der Weltliteratur schildert der Erzähler die Geschichte zweier junger Liebenden, die schon seit Generationen verfeindeten Familien angehören. Das mit dem Doppelfreitod der beiden Liebenden endete Stück zeigt eine sehr tragische Form des gemeinsamen Liebesglücks auf, das nach wie vor Menschen in allen Herrenländern fesselt.

In der griechischen Mythologie finden sich zudem einzigartige Liebespaare wieder, wie *Zeus und Hera* oder etwa *Paris und Helena*. Dabei blieb diesem Liebespaar das Stigma behaften, dass ihrer Liebe wegen Kriege begonnen wurden. Hingegen zeigt die Liebesgeschichte von *Odysseus und Penelope* auf, dass ewige Liebe durch Treue und Geduld belohnt wird. Ebenso blieben *Bonnie und Clyde* sich und ihrer Liebe gänzlich treu obwohl sie gegen das Gesetz verstießen.

Auch in der Märchenwelt finden sich zahlreiche Liebespaare wieder, wie *die Prinzessin und der Froschkönig, die Schöne und das Biest, Daisy und Donald Duck* und viele mehr.

Hollywood setzt schon seit Jahrzehnten auf dieses emotionale Thema und lässt dabei die Kinokassen klingen. Daraus entstanden Liebespaare wie *Fred Astaire & Ginger Rogers, Humphrey Bogart & Lauren Bacall, Tarzan & Jane, Supermann & Lois Lane* und viele mehr. Durchaus ließen sich hier Seiten füllen.

Bei allen Paaren zeigt sich eines ganz klar und zwar die zum Teil sehr gravierenden Unterschiede zueinander. Statt sich davon entmutigen zu lassen, trotzen sie dieser und daraus entstanden Liebesgeschichten, die alle samt eine klare Botschaft haben:

Die Liebe ist es wert!

Probiere nun folgende Übung aus. Welches ist dein Lieblings-Liebespaar? Egal ob real oder fiktiv. Was spricht dich an diesem Paar an? Was macht das Liebespaar aus? Welche Eigenschaften zeichnen die Protagonisten aus? Welche ihrer Taten, Entscheidungen und Schritte faszinieren dich?

_____

_____

Was hast du aus dieser Übung gelernt? Was ist dein Resümee?

_____

LiebesKUNST

Dass die Liebe einer der schönsten Formen von Kunst ist, steht außer Frage. Ein jeder von uns erlebt dies im wahrsten Sinn des Wortes sobald dieses wunderbare Gefühl in einem aufsteigt und den grausten Tag mit Regenbogen überzieht.

Aus der Sicht der Wissenschaft ist die Liebe zudem eine Kunst, wie uns dies Dr. Masaru Emoto anhand seiner Erkenntnisse aus seiner Wasserforschung ans Tageslicht brachte. Dabei belegt Dr. Emoto, dass Wasser die Einflüsse von Gedanken und Gefühlen aufnehmen und speichern könne. Zu dieser Meinung gelangte der bekannte Forscher durch Experimente mit Wasser in Flaschen, die er mit unterschiedlichen Botschaften (wie z.B. *Dank, Liebe, Hass, Seele*) einzeln beschriftete, gefror und anschließend mit einem hochauflösenden Teleobjektiv die Wasserkristalle fotografierte.

Was dabei der Wissenschaftler zu Tage brachte, war die Erkenntnis, dass ein Zusammenhang zwischen dem Aussehen des Eiskristalles und der Qualität des Wassers besteht. Dabei zeigte sich, dass Wassertropfen, die mit positiven Botschaften wie z.B. „*Dank*", „*Liebe*" etc. beschriften waren, vollkommene reine Eiskristalle formten, während Wasser mit negativen Botschaften unvollkommene Kristallformen annehmen.

Der Grundgedanke liegt in dem Sachverhalt, dass **Wasser pure Lebenskraft** ist und dadurch als vorzüglicher Energieträger dient. Wasser nimmt Informationen unterschiedlicher Art in sich auf, so auch Gedanken. In den Wasserkristall-Fotografien von Dr. Emotos (Seite 181) belegen die unterschiedlichen Formen die Wahrnehmung des Wassers. Dabei sticht die **wunderschöne, perfekte Kristallform** des Wassertropfens mit dem Wort *Liebe* hervor. Wenn wir nun beachten, dass der menschliche Körper zu 70 – 80 % aus Wasser besteht und nun die Forschungskenntnisse von Dr. Emotos einbinden, wird folgendes klar:

Für die Gesundheit des Menschen ist die Qualität des Wassers wichtig, das durch die Reinheit und Qualität seiner Gedanken geformt wird.

Was heißt das? Wenn du sicherstellst, dass das Trinkwasser das du täglich trinkst, die Gedanken von *Dankbarkeit* und *Liebe* in sich trägt, nimmt dein Körper dieses positive Schwingungsfeld an. Dein ganzer Körper, Zellen und alles in dir wird von *Liebe* und *Dankbarkeit* getragen.

Wusstest du? Ein Liter Wasser besteht aus circa 20.000 Wassertropfen. Ein kleiner Tropfen Öl reicht, um circa 1000 Liter Wasser zu versuchen. Nutze diese Kraft auf positive Art. Wie?

Fülle einen Liter Karaffe mit Wasser, stelle dies auf ein Blatt Papier auf du das Wort *Liebe* geschrieben hast und lasse dies nachts stehen. Am nächsten Tag trinkst du das Wasser, füllst deinen Körper mit 20.000 Wassertropfen die voller Liebe getränkt sind. Was glaubst du passiert mit deinem Körper?

Genau! Dein Körper nimmt diese Liebe gierig in sich auf, versorgt jede Zelle und deinen gesamten Körperwassergehalt mit dieser wunderbaren Energie und in Liebe getränkten Wassertropfen und löst Schwingungen des puren Glücksgefühls aus. Eine Wohltat.

Mach' dir das gänzlich bewusst: Wenn ein Tropfen Öl über 1000 Liter verunreinigt, was passiert mit deinem Körper, wenn du ihm täglich 20.000 Wassertropfen voller Liebe schenkst.

Ja genau: **Du bist Liebe pur! Innen wie außen...**

Ich liebe mich...

Wahre Liebe in seiner ganzen Intensität zu spüren, setzt eine „Kleinigkeit" voraus. Es kommt nicht darauf an, zum richtigen Zeitpunkt am richtigen Platz zu sein, um deinen Mr. Right zu treffen – *das ist ein anderes Thema, auf das ich in den nächsten Kapiteln eingehend eingehe.* Nein es ist um vieles einfacher... Genau! Viel einfacher! Und trotzdem scheitern viele Menschen genau daran.

Wovon spreche ich? Von der **SELBSTLIEBE!**

Die offene, ehrliche und uneingeschränkte Art sich selbst zu lieben. Sich selbst in der gegebenen Form, Art und Weise anzunehmen, ohne sich groß verändern zu wollen. Das heißt: Dich einfach so zu lieben, wie dein ICH dich unverfälscht spiegelt.

Soll sich doch genau in jenes ICH dein Mr. Right unsterblich verlieben, nicht wahr? Wie kannst du von jemanden anderem erwarten, dass er dich so annimmt und liebt, wie du bist, wenn du dich selbst in dieser Form ablehnst? Deshalb ist die Grundvoraussetzung, dass du dich selbst so liebst und annimmst, wie du eben bist. Mit allen Ecken und Rundungen. Mit allen Formen und Kanten. Mit all deinen Stärken und auch Schwächen.

Sie sind Teil von dir. All deine Erfahrungen und Erlebnisse, dein Umfeld haben dich zu dem gemacht, was du heute bist. Aber nicht nur das. Du hast dich weiter geformt, entwickelt und gefördert, sei dies bewusst oder unbewusst. Während wir sehnsüchtig nach der Liebe streben, vergessen wir zu gerne einen entscheidenden Faktor. **Die Liebe, endlos und stark steckt in uns! In unserem Herzen, Seele, in jeder unserer Zellen.**

Somit beginne damit, dass du dich selbst liebst. Gänzlich! Bedingungslos! Du bist wie du bist! Du bist perfekt! Egal wie dein Körper sich zeigt... Schmal, rund, wohlgenährt, sportlich?! Egal, welche Form von Nase die Mitte deines Gesichtes schmückt. Ob lang, schmal oder rund und dick. Die Nase ist perfekt in dieser Form. Sie passt zu dir, sie ist Teil von dir. Es gibt Dinge die sind vorgegeben. Unser Körper wurde uns in dieser Form mitgegeben.

Grundsätzlich ist dieses Wunderwerk an menschlichen Körper besser als jeder Computer, Software, jede Erfindung, die aus menschlicher Hand geschaffen wurde. Die göttliche Form, wie jedes Lebewesen (*hierbei schließe ich die Tierwelt und Pflanzenwelt mit ein*) funktioniert, ist und bleibt ein Phänomen. Betrachte nur die unglaubliche Kraft ein junges Pflänzchen, dass sich durch den Asphalt in Richtung Sonne streckt. Wie ist dies bloß möglich?

Die Kraft, die Liebe, die Energie die jedes Lebewesen in sich trägt, macht dies möglich.

Auch dein Körper ist ein Geschenk! Wir neigen dazu, diesen perfekten mit Gesundheit überschütteten Körper als gegeben zu sehen, statt uns seiner Gesundheit zu bedanken.

Stattdessen sehen vielen in ihren Körper nur das was ihnen nicht gefällt, die hängenden Augenlider, glänzende Stirnglatze oder der leckeren Essen geformte Körper. Klar kann dies mit medizinischer Hilfe geändert werden, weil wir dies nicht ästhetisch schön finden. Die Frage ist allerdings, ob dieser Eingriff tatsächlich deine Einstellung, dein Verhältnis zu dir selbst verändert?

Was siehst du, wenn du dich im Spiegel anblickst? Wen erkennst du, wenn du an einem Schaufenster vorbeiläufst? Eine mit Stolz und Freude erfüllte Person? Mach den Test, betrachte dich im Spiegel und notiere, was du siehst, was du erkennst. Betrachte dich kritisch als dritte Person und notiere was du erkennst:

_____

_____

Fiel es dir schwer, dein eigenes Spiegelbild als dritte Person zu betrachten, zu deuten, zu erkennen? Nun, dann frage dich erneut, während du in den Spiegel blickst und beantworte die Fragen mit einem einfachen JA oder NEIN:

Leuchten deine Augen, sprühen diese vor Freude? _____

Sieht die Person im Spiegelbild geliebt aus? _____

Findest du die Person attraktiv, schön? _____

Bist du gerne mit dieser Person zusammen? _____

Zeigst du dich in der Außenwelt gerne mit ihr? _____

Bist du stolz diesen Körper dein Eigen zu nennen? _____

Liebst du diese Person? _____

Diese Fragen zeigen dir auf, wie groß dein Selbstwertgefühl ist. Je mehr NEIN du eingetragen hast, desto geringer ist dein Selbstwertgefühl. Deine eigene Bewertung von dir bestimmt den Grad deiner selbst. Das Gute daran ist: Du bestimmst mit deinen Gedanken deine persönliche Betrachtung und Wertung. **Somit bestimmst du eigenständig, die tiefe Liebe in dir.**

Selbstwertgefühl, ich komme…

Somit steht eines fest: Möchtest du, dass dich Mr./Ms. Right liebt, dann musst du zuerst die Liebe zu dir selbst finden. Lass dir folgende Tipps dabei helfen, dass du dich als Mensch, so wie du bist, zu schätzen lernst. Denn eines steht außer Frage:

> Die einzige Person, mit der du ganz sicher den Rest
> deines Lebens verbringen wirst, bist du selbst!

Tipp 1: Werde dir bewusst, was du von dir denkst!

TIPP 1

Denke stets daran, was für ein Schatz du bist. Du bist wertvoll und mit herausragenden Stärken & Talenten ausgestattet. Du bestimmst deinen Wert. Deine Gedanken, Einstellung, Wünsche sind Teil von dir und geben dir Auskunft darüber, was du über dich selbst denkst. Schreibe dies nieder. Ich empfehle dir dazu ein kleiner Notizblock mir dir zu führen, sodass du immer grad deine Gedanken über dich selbst darin festhalten kannst.

Tipp 2: Nimm' dir ganz klar Zeit für dich selbst!

TIPP
2

In unserer Zeit neigen wir dazu, stets der Zeit hinter her zu rennen. Ein Termin nach dem Anderen. Nichtsdestotrotz ist es unverzichtbar, dass du dir täglich Zeit für dich selbst nimmst. Konzentriere dich dabei ganz auf dich.

Hinterfrage dich, überdenke was du gut gemacht hast und was du zukünftig vermeiden wirst. Erinnere dich an deinen Spaß, aber auch wann du Traurigkeit empfunden hast. Trage all dies in dein Liebes-Glücks-Journal (Seite 182) ein. Dank dieser Zeit mit dir selbst wirst du lernen, dich als Mensch besser kennen und zu schätzen.

TIPP
3

Tipp 3: Steigere kontinuierlich dein Selbstwertgefühl

Sodass du die Liebe deines Mr./Ms. Right annehmen kannst, musst du vorab dein Selbstwertgefühl steigern. Mit deinem Selbstwertgefühl bestimmst du deinen eigenen Wert. Siehst du dich eher als eine mickrige 3 oder als eine begehrte 10?

Dein Mr. Right wird dich als eine heißbegehrte 10 sehen. Falls dein eigenes Selbstwertgefühl aber auf den Tiefpunkt unterwegs ist, wird dein Gedanken von dir selbst gehegt nichts wert zu sein. Daran kann dein Mr. Right auch nichts daran ändern.

Deshalb ist es so unverzichtbar wichtig, dass du selbst deine Vorarbeit leistest, indem du an deinem Selbstwertgefühl feilst.

Tipp 4: Meide negative & toxische Personen

TIPP 4

Wir sind der Spiegel unseres Umfelds! Deshalb ist es entscheidend, mit welchen Menschen du dich umgibst und Zeit verbringt. Negative Menschen neigen dazu, in allen das Schlechte zu sehen. Sie sind kritisch, skeptisch und Energiefresser. Mach einen Bogen um diese Menschen, denn sie zerren an deiner positiven Energie und an deinem Selbstwertgefühl.

Ebenso gilt es klar toxische Menschen zu vermeiden, da diese unfähig sind, sich selbst zu schätzen, geschweige denn sich zu lieben. Ihr eigenes Selbstwertgefühl finden toxische Menschen nur dann, wenn sie bei ihren Mitmenschen das Selbstwertgefühl verletzen. Das ist kein Umgang für dich.

TIPP 5

Tipp 5: Entscheide dich...

Statt andere Menschen über dein Leben entscheiden zu lassen, übernimmst du nun selbst das Ruder und wählst die Route für dein Leben. Allerdings haben viele Menschen eben genau mit den „Entscheidungen treffen" massive Probleme.

Deshalb: Übe dich täglich darin, Entscheidungen zu treffen! Fange mit kleinen Entscheidungen an und steigere dich täglich. Mag es anfangs noch länger dauern, wirst du sehen, dass dies – mit der Übung – immer einfacher geht. Nur DU bist der Entscheider!

Beginne heute damit dich jeden Tag sehr zu lieben! **Umarme dich herzlich, innig.** Sage deinem Spiegelbild täglich die 3 Zauberworte: *„Ich liebe mich..."* und lächle dich dabei an.

Triff deine Entscheidungen, gehe voller Stolz und erhobenen Hauptes durch das Leben und fokussiere dich auf deine Träume und Hoffnung.

**Wenn du dir wirklich wünschst, vollends geliebt zu werden,
dann fange direkt bei dir persönlich an,
indem du dich gänzlich SELBST LIEBST!**

Was nimmst du aus diesen Zeilen für dich mit?

?

_____

_____

_____

Was ist deine Entscheidung?

_____

_____

_____

Wann und in welchen Schritten beginnst du damit?

_____

_____

_____

Was ist dein Fazit?

_____

FAZIT

_____

Die 5 wichtigsten Leitsätze, Erkenntnisse aus diesem Kapitel sind:

Mr. Right in der Warteschlange...

Liebe ist ein wundervolles Gefühl, wie wir dies in den vorgängigen Kapiteln eingehend betrachtet haben. Mit einem festen Gerüst an Selbstwertgefühl ist die Selbstliebe die Basis auf die alle folgende Liebe in deinem Leben aufbaut. Das Null plus Ultra für viele Menschen ist die Partnerliebe, die Liebe und einzigartige Verbindung zu seiner besseren Hälfte und seinem für sich bestimmte romantischen Romeo oder Julia.

Dafür verzichten sie auf eigene Wünsche, stellen ihre Träume in den Hintergrund und fokussieren sich ganz auf das Ziel IHN den Einzigen und Alleinigen für sich zu gewinnen. Das kann zwar am Anfang gut funktionieren. Allerdings auf Dauer wird dein eigenes ICH nach dem Ausleben seiner eigenen Bedürfnisse streben und Unzufriedenheit schleicht sich langsam aber sicher in die Beziehung.

Deshalb ist es entscheidend, dass du beim Anstreben auf deine wundervolle Partnerschaft nicht dein ICH ausschaltest. Mit dem klaren Fokus auf dem Wissen und Verständnis gelenkt, weiß dein Mr. Right von Anfang an, was Teil der gemeinsamen Partnerschaft ist. So wie er seine Wünsche und Bedürfnisse in die Partnerschaft bringt, bringst ebenso du deine mit rein. Somit ist die Basis, das Fundament gut und fest, auf welchen du stehst, um deinen Mr. Right in deinem Leben herzlich willkommen zu heißen.

Mr. Wrong (Herr Falsch) braucht es
Absolut! Der Fokus liegt auf Mr. Right und nicht zahlreichen Mr. Wrongs, die sich vordrängen. Die mehr recht wie schlecht versuchen, deine Aufmerksamkeit zu erhaschen. Die dich mit ihrem blauen Pfaugefieder beeindrucken wollen, währenddessen sie stolz vor dir her stolzieren.

Sicherlich hat die Eine oder andere von euch solche Mr. Wrongs in ihrem Lebenslauf aufzuweisen. Auch ich gehöre zu jenen, die mehrmals auf Mr. Wrong getippt haben. Ich habe blindlings alles liegen gelassen, um meinen falsch interpretierten Mr. Right zu folgen. Ja die faszinierenden Pfauengefieder taten auch bei mir ihre Wirkung und ich fiel betört verliebt und mit Schmetterling im Bauch ganz auf dessen Masche ein. Am Ende erwies sich dieser Mann als ein weiterer Mr. Wrong, der an meinem Wunsch-Mann-Bild schüttelte und heftig rüttelte.

Wobei wir den Mr. Wrongs durchaus ihre Berechtigung gewähren wollen. Ich sehe es so, dass es eine Vielzahl von Mr. Wrongs gibt, die zu einem bestimmten Zeitpunkt genau in dieser Phase die zeitlich bedingten Mr. Right sind. Nicht jener Typ von Mr. Right, der auch als bessere Hälfte betitelt wird und mit welcher Frau alt werden möchte. Sondern eher diese Form von Mr. Right, der einen über eine Trennungsphase hinwegtröstet, oder den Weg in sexuellen Erfahrungen hilft.

Hand aufs Herz: So manch ein One-Night-Stand war zwar am Ende ein absoluter Mr. Wrong, aber den Blick und Fokus genau auf das Eine gelenkt, den absoluten phantastischen Sex, war dieser Mann, dieser Mr. Wrong in dieser einen Nacht eine Wucht.

Mr. Wrong spielt eine wichtige Rolle in der Liebeskonstellation. **Ohne Mr. Wrong gäbe es keinen Mr. Right**! Alles hat seinen Gegensatz. Die Nacht hat den Tag, das Dunkel das Licht, die Traurigkeit steht im Gegensatz zur Freude.

Welche weiteren Gegensätze fallen dir spontan dazu ein?

_____

_____

Nun stell' dir mal vor, wie wir die Freude, Licht, Sonne, Wärme und die Liebe oder seinem Gegensatz wahrnehmen würden? Wir würden das Schöne, Nährende, Einzigartige des jeweiligen gar nicht in dieser Intensität, in dieser herrlichen Form wahrnehmen, wenn wir das genau Entgegengesetzte nicht kennen würden.

Jeder Mensch der die Wärme liebt, hat größtenteils Mühe mit der Kälte. Somit zieht es diesen Menschen in seinen Urlaub in jene Länder, wo die Temperaturen hoch sind. Denn da werden dessen Lebensbatterien aufgeladen. Die Kälte bereitet ihm Mühe. Wüsste er allerdings nicht, wie abschreckend sein Körper auf die Kälte reagiert, würde dieser Mensch die Wärme und die wohltuende Reaktion seines Körpers gar nicht in dieser Intensität erkennen.

Durchaus haben die Mr. Wrongs ihre Aufgaben. Sie zeigen auf, was du nicht willst. Das ist wertvoll zu wissen, was du willst.

Gleichwohl. Jeder Mr. Wrong ist auch jemandes Mr. Right! Das ist auch ein sehr wichtiger Punkt, denn es zu erwähnen gilt. Wie schon unsere Großmütter zu sagen pflegten: **Jeder Deckel hat seinen Topf. Es geht darum diesen zu finden!**

Es gibt Menschen die bei diesem Satz sogleich mit Statistiken aufzeigen, die belegen, dass es weitaus mehr Männer als Frauen auf dieser Welt gibt. Dies ist vor allem aufgrund der Tatsache, dass in den bevölkerungsreichsten Ländern der Welt, sprich in China und Indien, mehr Männern als Frauen unseren Platen bevölkern. Ok! In China und Indien. Für alle Nymphomaninnen unter euch, eine wichtige Aussage…

Die Statistik zeigt weiter auf, dass Russland einen deutlichen Frauenüberschuss hat, in Katar hingegen Männer drei Viertel der Bevölkerung stellen. Alles klar. Wie gut somit, dass Frauen durchschnittlich länger leben. Allerdings bringt diese Tatsache die

Möglichkeit, dass du deinen Mr. Right findest nicht recht ins Wanken? Nein...

Mit dieser Lektüre lege ich dir Werkszeuge in die Hand, die dich zu deinem Mr./Ms. Right führen werden. Dabei wird dir dein Selbstvertrauen, deine Eigenliebe, Mindset, Fokus und dein Glauben an das Ziel helfen und somit stürmst du alle Statistiken.

Zudem haben Statistiken alle eines gleich: Es ist eine Ansammlung von trockenen Fakten, die nur wenig mit Emotionen zu tun haben. Sicherlich sind wir uns in diesem Punkt mehr als einig: Wenn es um Liebe geht, sind unsere Emotionen und Gefühle das Leitpferd!

Gefühle sind Wegweiser

Unsere Emotionen bringen uns, wie das Wort schon in sich birgt, in Motion, in Bewegung. Sie holen uns aus der Starre, aus der Passivität rein in die Aktivität, in das Empfinden. Während Kinder ihre Gefühle ohne nachzudenken ausleben, neigen wir Erwachsenen dazu, unsere Emotionen zu unterdrücken. Gerade im Beruf heißt es stets, seine Gefühle unter Kontrolle zu halten. Dabei lebt das Stigma, dass Gefühle zeigen gleichbedeutend ist mit Schwäche zeigen. Wenn wundert es da, dass zig Manager sich zu Hause dem Alkohol zuwenden, sich der Tablettensucht hingeben oder gar zu Drogen greifen.

Wir Menschen haben den Luxus von Gefühlen als Geschenk mitbekommen. Diese zu nutzen ist Teil von uns. Die Entscheidung, wie wir dieses Geschenk wiederum nutzen, hängt von jedem einzelnen individuell ab.

Emotionen sind für Menschen sehr wichtige Parameter. Sie helfen uns Situationen und Menschen einzuschätzen und ergänzen und unterstützen die Arbeit des Verstandes. Die Gefühle stellen dabei das Öl dar, das durch das Motorgetriebe des Verstandes rinnt. Je mehr Schmieröl, desto geschmeidiger läuft auch der Motor, sprich der Verstand. Ebenso agieren Gefühle viel schneller als der Verstand. Das bekannte Bauchgefühl präsentiert intuitiv gefühlsmäßig seine Antworten, bevor wir auch nur den Satz *„Was soll ich jetzt machen?"* gedacht haben.

Dabei gilt es klar zu differenzieren: Während wir den Verstand durchaus was vormachen können, lassen sich unsere Gefühle nicht manipulieren. Und doch arbeiten beide, der Verstand und Emotionen unweigerlich miteinander zusammen.

Bei dem Wiederkennen von Gefühlen werden diese von unserem Verstand erkannt. Der Verstand bringt diese aktuellen Emotionen mit vergleichbaren Situationen in Verbindung, werden automatisch Erinnerung von der Festplatte abgerufen und vom Verstand analysiert. Dabei wird das aktuelle Gefühl durch die Gedanken verstärkt, abgemildert, umgelenkt oder eben auch unterdrückt. Die eigenen Gefühle erkenne und verstehen ist das Eine, die eigenen Gefühle beeinflussen und regulieren, das Andere. Diese unmittelbar miteinander verbundenen Synergien führen zu dem Entscheidenden und zwar zu der Expressivität. Der Expressivität, in welche du über das Erleben deiner Gefühle und das entsprechende Ausdrücken dieser Emotionen entscheidest. Das wiederum ist ausschlaggebend, ob du dich in dem jeweiligen Zeitpunkt und Situation für Mr. Wrong oder Mr. Right entscheidest.

Aktiviere deinen Kompass
Wie wir in dem Vortext festgestellt haben, steht fest, dass einzig und allein du entscheidest, welchen Weg du gehst. Das zu verstehen ist wichtig, denn wir Menschen neigen gerne dazu, andere für unsere Taten verantwortlich zu machen. Statt Selbstverantwortung zu übernehmen, ist es einfacher, mit dem Finger auf den anderen zu zeigen. Auch auf Mr. Wrong.

Wenn du für dich ganz klar diese Tatsache so annimmst, bist du bereits einen entscheidenden Schritt weiter. Du hast nämlich verstanden und weißt nun, dass du den anderen Menschen nicht ändern kannst. ER oder SIE ist wie sie eben ist. Sowie wie du auch DU bist. D.h. indem du diese Einfachheit annimmst, entreißt du dich gleichzeitig den Druck. Denn deine Erwartung gegenüber dem anderen Menschen ist nicht mehr dasselbe.

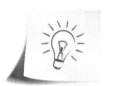 **TIPP**: Im Buddhismus wird dies mit einem einfachen Beispiel erklärt. **Wenn du einen Birnenbaum pflanzt, darfst du nicht überrascht sein, dass dieser Baum keine Pflaumen sprießen lässt.** Wie auch? Nein, er wird einzig Birnen wachsen lassen. Der Baum hat nichts falsch gemacht. **Einzig deine Erwartung war nicht richtig.** Du kannst auch noch so viel auf den Baum einsprechen, einreden, ihn hegen und pflegen. Er wird immer nur Birnen wachsen lassen. Wenn du hingegen Pflaumen wünschst, dann musst du einen Pflaumenbaum pflanzen.

Dieser Sachverhalt ist glasklar! Betrachte nun dein eigenes Verhalten in Bezug auf Menschen. Sei ehrlich und frage dich:

Neigst auch ich dazu von meinen Freunden, Arbeitskollegen, Familienmitglieder und gerade von meinem Partner eben jene Pflaumen zu erwarten, obwohl ich ganz genau weiß, dass dieser Mensch keine Pflaumen (*dabei stehen die Pflaumen als Metapher für Eigenschaften, Stärken oder Talente etc.*) liefern kann?

Antwort:_____

Je eher du dies einsiehst, je eher du dies akzeptierst, desto weniger Energie wirst du auf dies investieren.

Bitte nimm nun ein Beispiel von dir aus deinem Leben. Überleg dir eine Szene, in welche du bei einem Menschen nach etwas – allerdings vergebens - strebtest und dich danach sehnst.

Warum glaubst du konnte er deine Erwartungen nicht erfüllen? Hinterfrage ganz neutral, ob es eventuell daran lag, dass dieser Mensch einfach nicht die Fähigkeiten hatte, deine Erwartungen zu erfüllen. Es lag einfach nicht auf seinem Schirm, ist nicht in seiner Software programmiert, ist für ihn gänzlich unverständlich.

Wie siehst du diese Situation nun?
Hast du für dich erkannt, dass es – egal wie hoch deine Erwartungen waren – dieser Menschen konnte kurzum deine Wünsche, deine Erwartungen nicht erfüllen.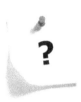

Der entscheidende Unterschied liegt in dem Wort *„können"*. Zumeist geht der Mensch davon aus, dass jemand etwas nicht machen *„will"*. Er tut es nicht, weil er es nicht tun will?!

Sobald die Betrachtung auf die Perspektive des *„nicht können"* gelenkt wird, sieht die Sache schon ganz anders aus. Somit ist es vorgängig unverzichtbar, dass du dir die Menschen in deinem Umfeld genauer ansiehst, um herauszufinden, WIE diese ticken. Vor allem, welche Typen von Menschen sind diese? Was für charakterliche Züge haben diese Menschen? Wenn du zum Beispiel eine Freundin hast, die der Politik gegenüber gänzlich pragmatisch gegenüber blickt, ist jegliche politische Diskussion mit ihr vergebens. Sie interessiert sich nicht dafür! Punkt!

Es ist gut vergleichbar mit einem Kompass. Um zu wissen, wohin du gehen musst, um dein Ziel zu erreichen, ist es gerade in einem unbekannten Umfeld (z.B. in der Wüste) hilfreich, wenn du einen Kompass zur Hand nimmst. Allerdings musst du vorgängig verstehen lernen, wie der Kompass funktioniert. Für was die vier Buchstaben „N", „O", „S" und „W" stehen. Wie die Zeiger funktionieren und vor allem, wie du den Kompass halten müssen, um die korrekten Angaben zu erhalten. Bei Menschen ist es selbig.

Der Mensch ist wie er ist

Jeder Mensch hat für sich seine eigene Art. Über die Jahre hat sich seine individuelle Art entwickelt und ist nun – in genau diesem Moment – genauso wie sie ist. Bei dir ist es dasselbe. Du bist in deiner Art einzigartig, individuell, besonders.

Eine weitere Tatsache ist: **Es gibt keinen Menschen wie dich!** Dies belegt die Wissenschaft hervorragend mit der Tatsache, dass kein Fingerabdruck den eines anderen Menschen gleicht. Stell dir das in dieser unvorstellbaren Größe und Dichte vor. Derzeit leben auf der Erde über 7 Milliarden Menschen. (*Quellenverweis: Die genaue Zahl betitelt die Deutsche Stiftung Weltbevölkerung zum Jahreswechsel 2016 auf 2017 mit der Zahl von 7.473.690.000*)

Ein jeder von diesen 7 Milliarden Personen ist einzigartig, individuell und hat seinen ganz eigenen Fingerabdruck.

Lassen dich diese Zahl und dieses Wissen ehrfürchtig werden? Vor allem lässt diese Kenntnis erkennen, wie unverzichtbar es ist, jeden Menschen in seiner mitgegebenen Eigenart einfach anzunehmen. Statt sie in ihrer Eigenart verändern zu wollen, gilt der Fokus klar darauf, sie so zu respektieren, wie sie sind.

Sicherlich können wir Menschen fördern, unterstützen und für sie da sein. Wenn ein Mensch ein musikalisches Talent hat, macht kontinuierlicher Musikunterricht viel Sinn, da dies seine Begabung fördert. Wenn allerdings ein Mensch so gar keinen Sinn für Skifahren hat, dann ist jegliche Mühe und Investition in dieser Aktivität weder hilfreich noch förderlich. Weder für den Initiator, noch für den „Geplagten". Denn dabei entsteht das Ungleichgewicht. Der Eine wünscht sich eine Tätigkeit von dem Gegenüber, was dieser aber gar nicht erfüllen kann.

In partnerschaftlichen Beziehungen wird der neue frisch Verliebte von sich aus alles möglich machen, um seiner Julia alle Wünsche von den Augen abzulesen. Dabei ist er auch bereit, sich auf Dinge einzulassen, die ihn so gar nicht interessieren, noch ihn mit Freude erfüllen. Aber ihr zu Liebe tut er das. Sie hingegen nimmt an, dass das genau sein Ding ist und bringt durch dieses Missverständnis dies noch mehr in die Aktion, zum Widerwillen von ihm. Um ihr jedoch nicht wehtun zu wollen, fährt er mit seinen Handlungen fort, wenn auch nicht mehr so voller Liebe und Überzeugung.

Es kommt, wie es kommen muss. Früher oder später eskalieren die Situationen und der Streit, Disput sitzt in den Löchern. Sie erkennt erst jetzt durch seine Reaktion, dass ihm diese Tätigkeit nicht gefiel und er dies nur ihr zu Liebe tat. Sie ist enttäuscht, zum Einem durch die Erkenntnis, dass sie sich von ihm etwas anderes erwartet hat und zum Anderem, da sie fortan diese – von ihr so heiß geliebte - Tätigkeit nun ohne ihn machen sollte.

Ein Szenarium in dem du dich vielleicht erkennst. Es ist durchaus realistisch und in welches viele Menschen oft fallen. Vor allem ist dies einer der Gründe, warum Paare sich trennen: **Unterschiedliche Vorstellungen voneinander!**

Häufige Trennungsgründe

Die Sehnsucht nach einer erfüllten, glücklichen und andauernden Partnerschaft ist das Bestreben von vielen Menschen und somit der Anfang einer jeden Liebesbeziehung. Was mit einem Feuerwerk beginnt, endet leider nicht selten vor dem

Scheidungsrichter. Dabei zeigt eine Statistik den Durchschnittswert in Europa von 30 – 40%. Der Spitzenwert liegt in Portugal wovon 100 Eheschließungen sich 69 wieder scheiden ließen, während Deutschland rund 39,6 Scheidungen aufweist. (*Quellenverweis: Bundeszentrale für politische Bildung zum Thema Scheidungen*). Hingegen gibt es keine offiziellen Kennzahlen von getrennten Paaren aus einer Konkubinats-Beziehung.

Was sind somit die häufigsten Beziehungskiller?

1. Der Partner muss sich verändern

Was am Anfang der Beziehung so magisch anziehend und faszinierend wirkte, kann nach einiger Zeit das Gegenteil auslösen. Es fängt an zu nerven und stört enorm!

Es war genau jener von ihm ausgelebte Abenteuerdrang, der die Frau so angesprochen hat und ihn als spannenden, abwechslungsreichen Mann wirken ließ. Wenn sie diese anfangs so anziehende Eigenschaft, die sich eventuell bei ihm in stetig wechselnden Jobs zeigt, zu einem späteren Zeitpunkt als mangelnde beruflichen Ehrgeiz abtut, werden die zahlreichen Erlebnisse plötzlich zur Last, denn es führt dazu, dass aus ihrer Sicht der Partner im Job nicht weiterkommt. In Grunde genommen wurde ihm seine eigene Attraktion zum Verhängnis.

 **Bedenke: Du kannst deinen Partner nicht ändern. Du kannst einzig und allein eine Person ändert und zwar DICH selbst.**

---

2. Der Partner darf sich nicht verändern

Alles ist im Fluss. Nichts bleibt stehen. Auch nicht der Mensch. Wenn Paare zueinander finden, treffen zwei individuelle unterschiedliche Personen aufeinander. Nicht selten kommt es dabei vor, dass Eine des Zweigespanns - zumeist die Frau – sich unsicher und unerfahren fühlt und deshalb auf die Unterstützung des Partners angewiesen ist. Dieser gewöhnt sich an diese Rolle des Beschützers und fährt vor die Wand, wenn er nach einiger Zeit mehr als überrascht feststellt, dass aus seiner hilfesuchenden Partnerin eine selbstbewusste Frau wurde, die mit beiden Beinen fest im Leben steht. Statt sich darüber zu freuen, fühlt sich sein Ego gekränkt, da dieser nicht mehr als Beschützer gefragt ist.

 Alles ist im Fluss. So wie du dich kontinuierlich veränderst, verändert sich auch dein Partner. Sich dabei gegenseitig den Raum zu geben um zu gedeihen, ist wichtig und unverzichtbar für eine harmonische Beziehung.

---

3. Zu wenig Zeit als Paar

Sich als Paar füreinander Zeit zu nehmen, ist essentiell wichtig. Dadurch ist der kontinuierliche Austausch möglich. So erfährt das Paar direkt aus erster Quelle, was bei dem anderen aktuell los ist. Veränderungen treten sodann nicht plötzlich ein, sondern der Partner erlebt diese Folge für Folge mit.

Allerdings liegt in vielen Beziehungen genau da der Knackpunkt. Es fehlt die Zeit! Ein fester Terminkalender der von Beruf, Kinder, Familie, Freizeitprogramm, sozialen Verpflichtungen bestimmt wird, erlaubt nur wenig Zeit für den Partner. Hinzu kommt die Medienflut aus TV, Internet und Smartphone die kontinuierlich nach Aufmerksamkeit hascht. Dabei ist die gemeinsame Zeit mit dem Partner jene, wo die Energien gegenseitig aufgeladen werden. Wo das Band der Liebe wieder gestärkt wird.

 Deshalb bedenke stets: Plane dir fixe Zeiten Tete-a-Tete mit deinem Partner ein und schalte dabei dein Handy aus!

---

4. Ungleiches Geben und Nehmen

Ein nicht zu unterschätzendes Verhältnis ist das ungleiche Geben und Nehmen. Gerade in einer Partnerschaft führt dieses Ungleichgewicht früher oder später zu einem Überschwappen der Gemüter. Menschen die von ihren Eltern und gerade von ihren Müttern verwöhnt wurden, stellen nicht selten den gleichen Anspruch an ihren Partner. Derweilen ist eine harmonische Partnerschaft bestimmt durch ein gegenseitiges Geben und Nehmen und dadurch die Partnerschaft in Gleichgewicht bleibt. Deshalb ist es unverzichtbar, dass eine offene und transparente Kommunikation mit dem Partner stattfindet.

So erhalten beide ein klares Bild über das jeweilige Wahrnehmen. Bei einem Ungleichgewicht ist das „darauf aufmerksam machen" auf diesen Missstand der 1. Schritt für das Gegenüber um dies zu erkennen. Der 2. Schritt ist das Einlenken und Verständnis dazu.

Sicherlich gibt es Situationen wo einer der Partner mehr gibt als der andere. Da aber alles im ständigen Handeln ist, verschieben sich die Situationen ständig. Mal ist der Eine mehr am Geben, mal der Andere. Der springende Punkt ist dabei, darauf zu achten, dass es ausgewogen und durchschnittlich im Gleichgewicht bleibt.

TIPP: Achte darauf, dass deine Ansprüche gegenüber deinem Partner in einem guten Verhältnis zu seinen stehen. Sprich offen mit ihm über deine Erwartungen & Wünsche. Erkläre ihm, wie du sein Geben & Nehmen empfindest. Klare Kommunikation, achtsames Handeln, gegenseitiger Respekt & wertschätzende Dankbarkeit sind der Schlüssel dazu.

---

5. Seitensprung

Das Fremdgehen, so wird dies von Fachleuten interpretiert wird, ist ein Ausdruck dafür, dass in der aktuellen Beziehung so einiges schiefläuft. Dabei wird bei einem Seitensprung – bewusst oder unbewusst – versucht, bei einem anderen Menschen oder Beziehung das zu holen, was vermisst wird.

Was mit einer kleinen Affäre beginnt, endet nicht selten mit einer „festen" Beziehung, die sodann als parallele Beziehung zu der aktuellen einhergeht. Daraus entstehen die sogenannten Schattenfrauen oder die Geliebten, die die Stunden auf das Erscheinen ihres Herzensgeliebten zuwarten.

Egal ob eine kurze Affäre oder eine längere Beziehung handelt. Eines haben diese Situationen alle gleich: **Der Vertrauensbruch!**

Viele „Täter" bekunden, dass es in ihrer aktuellen Beziehung langweilig wurde, und sie in einer Affäre oder parallel Beziehung eine Abwechslung oder den Kick suchen. Das sie dabei ihren Lebenspartner verletzen und zudem – nicht selten – gegenüber dem neuen Schattenpartner nicht mit offenen Karten spielen, ist eine Tatsache, die dem Kick wegen in Kauf genommen wird. Nicht selten rutschen diese Personen immer tiefer in das Gestrick ihrer eigenen Lügen und wundern sich dann, wenn das Gerüst dieser Falschgeschichten früher oder später in sich zusammenfällt.

Es ist durchaus nicht selten, dass sich Beziehungen im Laufe der Zeit auseinanderleben. Allerdings sollte dieser Zustand ohne das Beisein eines dritten Menschen gespiegelt werden, sondern zu zweit erkannt und behoben werden.

Was gilt es somit zu tun, wenn dieses Gefühl der Langeweile, oder jenes das Unausgefülltsein auftritt? Klar mit dem Partner darüber sprechen, darauf aufmerksam machen und gemeinsam Lösungsvorschläge ausarbeiten.

Sich gemeinsam mit der aktuellen Situation auseinanderzusetzen, zu reflektieren und neu zu betrachten, hat den Vorteil, dass gemeinsam ein neuer Weg beschlossen werden kann. Dies kann ein Neustart oder auch das ausgesprochene Ende einer Beziehung sein. Der Unterschied in dieser Handhabung ist die Tatsache, dass diese ohne Greul und Missetaten vonstattengeht.

Dabei gilt es auf sein eigenes Verhalten und Empfinden zu achten, zu berücksichtigen und zu analysieren. Wir Menschen neigen sehr dazu die Ursache des Problems im Außen zu suchen. Währenddessen das Problem bei einem selbst liegt, neigen wir dazu, unseren Partner und die Partnerschaft dafür verantwortlich zu machen. **Derweilen liegt die Lösung bei einem selbst.**

Statt im Außen nach der Lösung zu suchen, konzentriere dich auf dich selbst! Frage dich, wo der Kern des Problems liegt. Kommuniziere deine Gedanken mit deinem Partner.

Statt den Weg des Seitensprunges, der kurz für Spannung sorgt, aber unweigerlich zu einer enormen Anhäufung von zusätzlichen Problemen führt, wähle den Weg der transparenten Kommunikation, die zur Auflösung führen kann.

---

6. Unbewältigte Vergangenheit

Jeder Mensch trägt seine Erfahrungen aus seiner Vergangenheit (Kindheit, Jugendzeit) mit sich mit. Daraus entstehen Programme und Verhaltensmuster, die uns in dem Erwachsenenleben stets begleiten und beeinflussen. Zumeist unbewusst. Wir hängen an dem Spruch *„lassen wir die Vergangenheit vergangen sein"*, allerdings wird dies im Leben nicht so durchgängig gelebt.

Was am Anfang einer Beziehung als ein Liebesbeweis gedeutet wird, kann schnell zum Ausdruck vom Gegenteil (extremes Fehlverhalten wie Eifersucht, Schlagen, Fremdgehen etc.) werden. Der Übergang ist fließend und erst im negativen sichtbar, wenn sich die Person bereits inmitten dieses Konfliktes befindet.

Unsere Vergangenheit ist unweigerlich Teil von uns und hat uns unter anderem zu dem gemacht, was wir heute sind. Es ist nicht möglich, dass wir diese einfach abstreifen und so tun als ob dieses oder jenes nicht passiert ist. Es ist deshalb wichtig, dass sich der Mensch den negativen Erlebnissen seiner Vergangenheit stellt und diese akzeptiert. So stellt die Person sicher, dass diese Auswirkungen ihn nicht mehr im gegenwärtigen Leben beeinflussen oder Dinge tun lassen, die er gar nicht tun will.

Beim Akzeptieren von negativen vergangenen Erlebnissen geht es vorgängig darum, diese zu erkennen und gegebenenfalls aufzuarbeiten. Dies in Begleitung von einem versierten Therapeuten oder eines Coaches zu tun, ist effizienter, da diese Person den Blick von außen bewahrt. Auf keinen Fall sollte der Partner jene Person sein, die als Beraterin oder Coach fungiert.

TIPP: Stelle dich deiner Vergangenheit und erkenne deine Muster, Programme sowie Verhaltensregeln die daraus entstanden sind und dein aktuelles Leben beeinflussen.

Wähle den Weg der Auflösung und suche dir dazu eine professionelle Begleitperson, die zu dir passt. Freue dich auf das befreite Denken und Handeln, das dem folgen wird.

---

7. Keine gemeinsamen Interessen

Es kann durchaus sein, dass ein Paar nach der ersten großen Welle von Verliebtsein plötzlich bemerkt, dass sie eigentlich keine gemeinsamen Interessen und Hobbies haben. Er liebt Fußball, was sie doof findet. Während sie Kunst liebt, kann er damit gar nichts anfangen. Eventuell findet sie heraus, dass sie in zahlreichen Themen nicht dieselbe Meinung haben. Dies führt nicht selten zu Disput, heftigen Diskussionen und auch Streit. Somit fragt sich das Paar individuell: *„Was können wir da machen?"*

Fakt ist, dass aus zwei individuellen Menschen ein Paar, ein Duett wird. Dies bringt klar die Voraussetzung mit sich, dass jeder dieser zwei Personen seine eigenen Interessen, Vorlieben, Meinungen und Geschmäcke hat, die durchaus nicht mit dem Partner in Symbiose stehen können. Dabei müssen sich beide Personen klar sein, dass sein Gegenüber so ist wie er oder sie eben ist. Erkenne, dass diese Vorlieben und Attribute diesen Menschen unter anderem zu dem gemacht, den die Person im heute liebt.

Auf keinen Fall sollte diese verändert oder abgelehnt werden! Stattdessen sollten wertgeschätzt und respektiert werden.

Eine Beziehung bedeutet auf den Menschen zuzugehen und ihn in seinem Tun unterstützen. Dies kann durchaus bedeuten, dass du dich mit Dingen auseinandersetzt, die dich weder interessieren noch als förderlich erscheinen, aber du ihm zuliebe tust.

Wichtig ist dabei, offen und respektvoll über die Empfindung und Erwartung mit dem Partner zu sprechen. Sodann sind Kompromisslösungen möglich, die den gemeinsamen Besuch in ein Fußballstadion und in eine Kunstvernissage ermöglichen Dabei sollte die jeweilige Person einfach ihre Erwartung runterschrauben und nicht davon ausgehen, dass der Partner bei jedem Matsch oder Vernissage dabei ist, sondern bei einigen.

Durchaus ist es möglich, dass sich dir durch diese Bereitschaft und Umgang mit dieser Situation neue Interessensfelder öffnen.

 **TIPP: Öffne dich für Kompromisslösungen, die ein gemeinsames Agieren ermöglichen. Sei bereit, dich ihm zuliebe in eine neue Welt zu wagen und nimm alles unvoreingenommen und neugierig auf. Wenn du effektiv danach Ausschau hältst, findest du auch in dieser Situation stets zahlreiche positive Dinge. Es geht darum diese zu erkennen und sich dieser gewahr zu werden.**

8. Alle gemeinsamen Ziele sind erreicht

Viele Paare finden sich ab einem bestimmten Zeitpunkt in der Situation wieder, dass sie all ihre gemeinsamen Ziele erreicht haben. Ihr Haus ist fertig, die Berufsziele sind erreicht, die Kinder großgezogen, alle Urlaubsziele bereits erkundet. Da stellt sich nicht selten die Frage: *„…und was kommt jetzt?"*

Auch hier stellt sich die Grundsatzfrage, was jeder Person für sich selbst wünscht und sieht. Es ist eine wunderbare Sache gemeinsame Ziele anzustreben und zu realisieren. Dabei dürfen allerdings nicht die individuellen Ziele und Wünsche ungeachtet bleiben. Gerade in einer Partnerschaft ist es umso wichtiger, dass jeder seine Träume kennt, kommuniziert und sodann anstrebt. Mit der Unterstützung des Partners geht dies einfacher und leichter.
Es stärkt das gemeinsame Sein als Paar, wenn nebst den gemeinsamen Zielen die individuellen Ziele realisiert werden.

Alles ist im Fluss, so auch jeder Mensch. Diese ständige Bewegung hat die Konsequenz, dass alles in der Veränderung ist. In einer Beziehung, wo beide auf diese Veränderungen eingehen, indem sie gegenseitig auf die Ziele der einzelnen Rücksicht nehmen. Das Stärkt das Miteinander und hat zudem den Vorteil dass aus dem individuellen Ziel sogleich ein neues gemeinsames Ziel wird.

Wir leben zudem in einem Schlaraffenland an Möglichkeiten und Optionen, die es zu nutzen gibt. Im Falle des Erschlaffens allen gemeinsamen Ziels gilt es den Fokus auf jene inneren Wünsche zu legen, die der Mensch schon vor Jahren ad Act gelegt hat. Gerade in der Kindheit und in der Jugendzeit ist der Mensch voller Idealer, Wünsche und Träume, die dann im erwachsenen Alter im Nebel verschwinden. Gehe tief in deine Erinnerungen an damals, sprich mit Geschwister, Eltern und versuche herauszufinden, was du immer schon machen wolltest. Tue dies gemeinsam mit deinem Partner und ihr werdet gemeinsam neue Ziele finden. **Was kommt dir da augenblicklich in den Sinn?**

Es ist nie zu spät um mit einem Studium zu beginnen. Ebenso braucht es kein großes Bankkonto um auf eine Weltreise zu gehen. Genauso ist es heute leicht arrangierbar, um mal eine Zeit bei einem Indianerstamm zu leben. Gemeinsame Ziele miteinander zu gehen, ist ein unsichtbares Band zwischen zwei Menschen, das unendlich lang aber umso dichter ist.

Die Grenzen setzt sich der Mensch selbst! Sei dies körperlich so auch geistig. Setze dir ganz bewusst deine neuen individuellen und eure neuen gemeinsamen Ziele, die du sodann gemeinsam mit deinem Partner anstrebst.

9. Mangel an Zuneigung und Wertschätzung

Gerade in Stress- und Konfliktsituationen ist es sichtbar, ob sich Partner gegenseitig Respekt, Wertschätzung und Zuneigung schenken. Zumeist ist dies nicht der Fall. Statt mit Verständnis und Unterstützung aufzuwarten, wird stattdessen mit negativen Du-Botschaften angegriffen und harten Vorwürfen zugeworfen.

Der liebe-, wertschätzende und respektvolle Umgang miteinander ist die Basis für eine wohlgesinnte Beziehung mit Menschen. In Grund genommen sollten wir so mit Menschen umgehen wie wir selbst behandelt werden wollen. Wie dies bereits in der Bibel überliefert ist: *„Behandle andere so, wie du von ihnen behandelt werden willst…"*(Quelle: Neues Testament, Lukas 6,31)

Dieser Umgang setzt voraus, dass die jeweilige Person mit sich selbst liebevoll und respektvoll umgeht. Leider scheitert es gerade da zumeist. Die Intensität der Eigen- & Selbstliebe zeigt sich als

Spiegel und Reflexion im Umgang mit dem Partner und seinen Mitmenschen. Gehst du somit mit wenig Wertschätzung und Zuneigung auf deinen Partner und Mitmenschen zu, dann hast du wenige Wertschätzung und Zuneigung dir selbst gegenüber.

Damit läuten alle Alarmglocken! Es ist unverzichtbar, dass du dich selbst und dein Umfeld eben genau damit gegenübertrittst und behandelst: **Mit Wertschätzung, Liebe und Zuneigung.**

Das Gute daran ist, dass du dies selbst ändern kannst. Du kannst sicherstellen, dass du dich fortan mit Respekt und Liebe überhäufst und entsprechend wird sich dein Umfeld verändern.

Dabei solltest du ebenso bedenken, dass es mindestens 5 positive, liebevolle Aussagen benötigt, um eine verletzende – wenn auch unbedachte – Bemerkung und Äußerung wieder gut zu machen.

Achte stets auf eine wertschätzende, liebevolle und zuneigende Art und Form des Handelns, Sprechens und Agieren. Dir selbst und auch anderen gegenüber. Du selbst bist dein bester Meister, indem du achtsam bist und nicht überstürzt agierst.
Lass dir Zeit mit deinen Äußerungen und Handlungen.

Resümee:
Jedes Paar hat seine ganz individuelle Geschichte. Wie innig zwei Menschen zusammen ticken, transparent kommunizieren, ehrlich zueinander sind, liebe- und respektvoll miteinander umgehen, ist ausschlaggebend für die Intensität der Partnerschaft.

FAZIT

Was die vorgängigen Punkte klar aufzeigen, ist die Tatsache, dass alles bei einem selbst beginnt. **Bei DIR selbst!** Jedes Denken, Handeln, Reflektieren, Agieren, Erwarten, Erleben und das Umdenken, Lösungsfinden und das Umsetzen.

Somit weißt du nun, dass **nicht dein Partner das Problem ist, sondern dein Partner als der Spiegel für dein Tun & Denken fungiert**. Erkenne dies als Chance, die es für dich zum Erkennen und Anpacken gilt. Um deine Beziehung zu einem Erfolg zu machen, lade ich dich dazu ein, folgende Fragen zu beantworten:

Was hast du für dich persönlich aus diesen Texten gelernt?

_____

_____

Was wirst du fortan anders machen?

_____

_____

Welche neuen individuellen Ziele wirst du anstreben?

_____

Welche neuen Ziele strebst du mit deinem Partner an?

_____

Worauf lenkst du fortan deinen Fokus?

_____

Was ist dein Fazit daraus?

FAZIT

_____

Die 5 wichtigsten Leitsätze, Erkenntnisse aus diesem Kapitel sind:

Die Qual der Wahl

In den letzten Jahrhunderten war es in Europa durchaus üblich, dass die Familie über die Wahl des zukünftigen Partners entschied, der Zeit des Lebens an der Seite der Angetrauten verweilen sollte. Dabei beherrschte Religion, Macht, Stellung und Politik die Reihen und bestimmte über Glück, oder besser gesagt spielte – im wahrsten Sinn des Wortes – Schicksal. Umso mehr ist es ein Wermutstropfen, dass es nach wie vor auch in der heutigen Zeit in zahlreichen Ländern und Kulturen nicht unüblich ist, dass Frauen ihre Männer nicht selbst aussuchen, sondern dies ihre Väter für sie erledigen.

In der westlichen Welt im 21igsten Jahrhundert lebend haben wir Menschen zumeist den Luxus der freien Wahl, der Freiheit selbst zu entscheiden wen und wann wir in unser emotionales und körperliches Reich Einlass gewähren. Für wahr ein Luxus, der gerade unter dem Aspekt des Zwanges denen nach wie vor viele Frauen unterworfen sind, umso mehr geschätzt werden sollte. Diese freie Wahl des Partners ist ein enormer Schatz, ein Luxusgut für den wir allesamt dankbar und auch glücklich sein sollten.

Nun gut, manchmal erscheint es durchaus so, dass diese große Auswahl auch zur Qual der Wahl werden kann und die Entscheidung, wer es denn nun sein sollte einem sehr schwerfällt. Das Angebot ist enorm breit und wird durch die medialen und kommunikativen Möglichkeiten immer grösser. Zudem kommt noch ein entscheidender Faktor hinzu: Viele Menschen suchen nach ihrem Seelenverwandten, statt nach ihrem Lebenspartner.

Gehörst du zu jenen Menschen, die nach ihrem Seelenverwandten streben, sich insgeheim nach ihm sehnen? _____

Lebenspartner im Schatten des Seelenverwandten
Viele Menschen wollen ihren Seelenverwandten treffen und

meinen damit, dass diese Person – ihrer Meinung nach – der perfekte – für sich bestimmte Deckel zu ihrem Topf sei. Sie verstehen unter Seelenverwandten jene Person, die für sie abgestimmt und zu zweit perfekt zueinander passt. Zusammen ergeben sie das ideale Eins und leben deshalb in Harmonie und Frieden glücklich zusammen. So die Vermutung, so der Wunsch.

Was ist ein Seelenverwandter eigentlich?

Kurz gesagt: Ein Guide! Wie das? Nun, tatsächlich gilt ein Seelenverwandter als eine Person, die auf deine Seele abgestimmt ist. Allerdings wurde dir einzig und allein diese Person geschickt, um verschiedene deiner **Teile in dir zu wecken, dich wachzurütteln und auch herauszufordern.**

Warum? Um deine Seele in eine höhere Ebene des Bewusstseins zu transferieren. Somit agiert dein Seelenverwandter sozusagen als Guide, der dir dabei hilft, dich in deiner fundamentalen Funktion *„Körper, Geist & Seele"* zu wachsen und zu deinem höheren Selbst führen lässt.

Vielmals wird angenommen, dass jeder Mensch nur EINEN Seelenverwandten hat. Derweilen gibt es eine Vielzahl von Seelenverwandten, die allesamt das gleiche Ziel verfolgen: **Sie helfen dir einen höheren Bewusstseinszustand zu entwickeln.**

Falls du zu jenen Menschen gehörst, die nach ihrem Seelenverwandten rufen, dann strebst du innerlich danach in deinem eigenen Bewusstsein zu wachsen und dich zu entwickeln.

Diese Bereitschaft dich mit deinen Seelenverwandten zu verbinden, setzt allerdings voraus, dass du dich mit deiner eigenen Seele gleichrichtest. D.h. du lenkst deinen Fokus darauf, dass du entdeckst, **wer du bist.** Dabei ehrst du dich selbst und fängst intuitiv damit an, deinem Herz zu folgen. In diesem Zustand des Wirkens wirst du in die Schwingungen deines Seelenpartners treten und diese dadurch treffen.

Seelenverwandte kommen in dein Leben, wenn du dafür bereit bist. Dies kann als Freund, Verwandter oder als Lebenspartner sein. Dabei sind die Beziehungen zu diesen Seelenpartnern nicht für immer, da diese emotional sehr heftig und intensiv sein können. Was die Beziehungen Seelenverwandten allerdings einig macht, ist die spürbar starke, energetische Verbindung.

Was ist sodann mit Lebenspartner gemeint?
Ein Lebenspartner hingegen ist ein Begleiter zu dem du eine starke Verbindung fühlst. Dies muss nicht unbedingt eine tiefe Verbindung wie mit einem Seelenverwandten sein. Allerdings zeichnet die Beziehung mit einem Lebenspartner ein auf Gegenseitigkeit beruhendes Gefühl von Liebe, Respekt, Vertrauen und Verständnis aus. Dabei zeichnet sich der Lebenspartner darin aus, dass du eine tiefe Liebe für ihn fühlst, dich auf ihn verlassen kannst und dich von ihm angezogen fühlst.

Dabei lernst du kontinuierlich von deinem Lebenspartner Lektionen, die dich in deiner Entwicklung zu deinem Selbst fördern. Sozusagen unterstützt dich dein Lebenspartner in deiner eigenen Seelenreise, sowie du ihn unterstützt und begleitest.

Um deinen Lebenspartner zu treffen braucht es eine emotionale und mentale Vorbereitung, wie die physische Präsenz nach außen.

Durchaus ist es möglich, dass dein Seelenverwandter ebenso dein Lebenspartner ist. Zudem ist es denkbar, dass du mit deinem Lebenspartner eine tiefere Seelenverbindung entwickelst.

FAZIT Das Leben ist im Fluss. Dadurch entsteht neues. Es hängt davon ab, in welche Richtung du steuerst. Was nimmst du mit?

_____

Info: Im Anhang findest du dazu eine Liste von Charakteristiken zu den Beziehungen zu Seelenverwandten und Lebenspartner.

Was darf es sein...?

Zu wissen was das Herz begehrt, ist essentiell wichtig und für dein Glück, Zufriedenheit und Wohlwollen unverzichtbar.

Stell dir vor du stehst in einem Supermarkt vor einem Regal und willst eigentlich nur saure Gurken kaufen. Das Ziel ist klar: Saure Gurken! Nun stehst du vor einem langen Regal mit mindestens 15 verschiedene Gurkensorten die mit ihren kreativen Aufklebern um die Herrschaft puhlen in deinen Einkaufswagen zu landen.

Die Frage ist, ob du genau weißt, welche Gurkenart du wünschst. Denn das anfängliche Ziel war es, genau jene Gurkenart zu besorgen. Nun stehst du vor afrikanischen Gurken mit einem pikanten Schuss Chili und daneben puhlen Gurken aus Brasilien, welche mit einem ganz besonderen Öl gewürzt sind.

Besonders spricht dich jenes Glas an, dessen Aufkleber sich von den anderen sehr hervorhebt. Scheint tatsächlich etwas ganz Besonderes zu sein. Die Gurken darin sehen ebenso lecker aus. Voila, schon liegt dieses Glas in deinen Einkaufskorb. Zu Hause landen die sauren Gurken aus Peru in deinem griechischen Salat. Statt Freude und Genuss, allerdings, entdeckst du, dass diese Geschmacksrichtung so ganz und gar nicht zu diesem Salat passt. Da stehst du nun mit deinen exotischen sauren Gurken.

Was ist die Kernaussage darin?

Nur wenn du genau weißt, was du willst, kannst du dich darauf fokussieren. Dabei achtest du darauf, dass du dich nicht von anderen Dingen ablenken, verführen oder von deinem Ziel abbringen lässt. Dass du dich nicht von den Verlockungen des Ungewollten von deinem Vorhaben ablenkst lässt. Dass du dich nicht, von den bunten Pfauenfedern manipulieren lässt, sondern fokussiert an jenem festhältst, was dein Herz begehrt.

Leichter gesagt, als getan?!
Ja wir stecken in einem fest: In der Qual der Wahl…

Denke auf keinen Fall an...

Somit gilt es klar Fakten zu benennen. Stellung zu nehmen. Effektiv die Streu vom Weizen zu trennen. Dadurch lenkst du deinen Fokus genau auf das, was du effektiv suchst.

ÜBUNG Stelle dir vor, dich bittet jemand, du sollst auf keinen Fall an einen *Elefanten* denken. Was ist die Folge? Genau, du denkst einzig und alleine an einen Elefanten. Du kannst gar nicht anders, als an dieses edle eindrückliche Tier zu denken, dass majestätisch durch die Prärie zieht. Was ist passiert?

Obwohl die Aufforderung *„auf keinen Fall an einen Elefanten denken"* eine klare Aussage beinhaltet, fokussiert sich dein Geist auf das zentrale Wort, in diesem Fall, auf den *Elefant*. Derweilen ist es irrelevant, ob der Inhalt des Satzes das eben nicht an dieses Objekt zu denkend beinhaltet oder nicht. Das Nennen des Wortes „*Elefant*" an sich, bewirkt bereits, dass sich der Geist genau darauf anhaftet. Der Geist ist darauf gepolt so zu funktionieren.

Das Tolle daran ist, dass du damit bewusst deinen Geist und Denken in die Bahne lenken kannst, um deine Wünsche nächsten realisiert zu sehen. Wie?

Du setzt klaren Parameter fest und gibst klare deutliche unmissverständliche Anweisungen, die **keine Negativitäten beinhalten, sondern positiv ausgesprochen werden**. Dabei wird gänzlich **auf Worte wie *kein, nicht, nie, immer,* verzichtet** und stattdessen wird der Satz positiv formuliert. Das sieht wie folgend aus: Statt *„ich habe immer Pech mit den Männern..."* sagst du ab sofort *„ich bin ein Magnet für meinen Traummann!"*. Aus *„ich werde immer von Männern betrogen..."* wird *„mein Mann respektiert, wertschätzt, ehrt und liebt mich!"*

Hand aufs Herz: Sind die positiven Aussagen nicht Balsam für die Seele? Für das Herz genauso wie für den Geist.

Überleg' dir nun, welche negativen Glaubenssätze und Gedankenmuster du in Bezug auf Beziehungen und Partnerschaften mit dir herumträgst? Schreibe diese nieder.
Falls dir keine einfallen, frage deine Freunde, welche Sätze du in diesem Zusammenhang immer wieder aussprichst.

_____

_____

Wandle nun diese negativen Gedankenmuster ins Positive.

_____

_____

Sei' fortan darum bemüht, statt der negativen Gedankenmuster fortan die Positiven, Förderlichen zu verwenden. Du veränderst dadurch dein gesamtes Umfeld, begibst und gleichzeitig umgibst du dich mit einem positiven Energiefeld, das wiederum als ein extrem anziehender Magnet fungiert. **Durch dein positives Denken ziehst du Positives an!**

Je intensiver du dies ausübst und dich an dieses Denkmuster hältst, desto mehr passt sich dein Umfeld dieser Plattform an.

Was ist dein Fazit daraus?

_____

Tipp: Am Ende des Buches findest du eine Liste von positiven Gedankensätzen & Affirmationen in Bezug auf Partnerschaften & Beziehungen, die dir dabei helfen werden, dein Gedankenmuster in die positive Welle zu bringen.

Verzeihen ist ein Zeichen von Stärke
Um diese bereichernde Form von Denken und Erleben in seiner

nährenden Fülle gänzlich erleben zu können, ist es unverzichtbar, dass du dich von negativen Grundgedanken und Gefühlen trennst. Siehe es wie ein unhandlicher Karren, den du mühsam hinter dir herziehst. Je leichter die Last ist, die du darin führst, desto leichter wird es dir fallen, den Karren zu ziehen.

Dabei stellen negative Gedanken und schmerzhafte Erinnerungen eine viel schwerere Last dar, als belebende, fröhliche Gedanken und Erlebnisse. So präsentiert sich negatives Gedankengut in ihrer Intensität sehr belastend und schwerwiegend im Vergleich zu positiven. Dies zeigt sich deutlich indem bereits im Vorfeld erläuterte Beispiel mit dem Tropfen Öl. **Es braucht zig Liter von reinem Wasser, um diesen Öltropfen zu reinigen.**

Selbig funktioniert unser Erinnerungsfeld. Wenn wir 10 neue Menschen begegnen und einer davon tanzt unangenehm aus der Reihe, erinnern wir uns genau an jenem Zeitgenossen, der sich aufgrund seiner Negativität fest in unseren Geist verankert hat. Dies wiederspiegelt, wie sehr unser Geist primär auf das Negative fokussiert ist und das Positive in den Schatten stellt.

Zum Glück liegt es in unserer eigenen Entscheidung und Gedanken, wie wir fortan mit diesem Wissen umgehen. Ein jeder kann dies verändern, indem er sich nicht mehr auf den einen negativen Menschen fokussiert, sondern sich an die 9 Menschen erfreut, die ihn mit Freude und Wohlwollen begegneten.

Aus diesem Grund gilt es **dich von jenen dunklen, schweren Gedanken, Gefühlen und Erinnerung zu trennen.** Dazu zähle ich ebenso Erfahrungen, die du mit deinen Ex-Lebenspartnern gemacht hast und dich mit viel Kummer versorgt hat. Jegliche Form von negativer Handlung wie u.a. dem Fremdgehen, Demütigung, Respektlosigkeit und auch Gewalt hat in dir als Betroffene tiefe unterschiedlich große Wunden hinterlassen. Daraus sind über die Zeit Narben entstanden, die dich stets an das Erlebte erinnern mögen, auch wenn du genau das nicht willst.

Dein Verhalten hat sich diesen üblen Erlebnissen angepasst und du erkennst in dir eine geringe Portion an Mut und Bereitschaft dich auf neue Beziehungen, Menschen und Situationen einzulassen. Dabei regiert – unbewusst - die Angst und daraus hast du eine skeptische und passive Haltung gegenüber allem neuen entwickelt.

Machst du dir sogar Vorwürfe, dass du dies in der Vergangenheit hast alles mit dir machen lassen und blickst mit Argwohn und Missgunst in dein Spiegelbild. Schreibe diese nieder:

Dazu kann ich dir wirklich nur eines an Herz legen: Es ist an der Zeit, dass du diese dunklen Wolken auflöst, statt diese weiterhin mühsam und erschwerend mit dir herumzutragen. Leere deinen Karren, sodass dieser fortan viel leichter sein wird. Je leichter dieser ist, desto schneller kommst du voran.

Leichter gesagt als getan, meinst du? In Grunde genommen ist es recht einfach. **Das Geheimnis liegt in dem Verzeihen!**

Genau: **Verzeihen!** Das Vergeben und Verzeihen ist ein wichtiger Akt der aktiven positiven Lebensgestaltung. Dabei wird eines von dir übernommen: Die **Eigenverantwortung**! Du bestimmst somit durch den Akt des Verzeihens, dass weder andere Menschen noch Ereignisse dein Leben beeinflussen. Dadurch öffnest du dich für Neues. Neue Menschen und neue Erlebnisse.

Wider die Tatsache ist der Glaube in vielen Menschen behaftet, dass Verzeihen ein Zeichen von Schwäche ist. Genau das Gegenteil der Fall. Es bedarf viel Kraft und Stärke um dazu bereit zu sein, ein erlittenes Unrecht zu verzeihen. Gleichzeitig sei darauf hingewiesen, dass es ebenso viel Kraft und Energie kostet, sich in der Opferrolle zu halten, darauf bedacht zu grollen, kontinuierlich mit sich und der Situation zu hadern und derweilen auf Genugtuung zu warten und hoffen.

Da ist es doch um einiges weiser, sich stattdessen auf die Seite des Verzeihens zu begeben, da dies die schwere Last nimmt und zugleich neue Türen, Wege und Richtungen öffnet.

Enorm wichtig ist ein wichtiges Verständnis, das mit dem Verzeihen einhergeht. **Verzeihen bedeutet nicht, dass das Geschehene durch den Akt des Vergebens gleichzeitig gutheißen wird.** Neutral betrachtet, ist und bleibt die Tat und Sachverhalt an sich ist wie es ist. Allerdings wird durch Akt des Verzeihens etwas Entscheidendes eingeleitet. Und zwar, **dass jene Tat nicht mehr dauerhaft negativ das Leben beeinflusst!** Und das ist das Wichtige!

Wie kannst du nun den Weg des Verzeihens gehen?
Durchaus ist das Verzeihen nicht leicht. Aber machbar! Folgende Tipps helfen dir dazu, den Weg des Verzeihens einzuschlagen. Dadurch befreist du dich bewusst und aktiv von negativer schwerer Last und ermöglichst dir dadurch, dass du Schönes und Neues in deinem Leben begrüßen wirst.

1. Tipp: Was gibt es zum Verzeihen?

TIPP
1

Am Anfang steht das Realisieren, das sich Klarwerden, was es überhaupt zum Verzeihen gibt. Um dies herauszufinden, nimmst du dir Zeit und Ruhe und überlegst, was und wem du alles zu verzeihen hast. Notiere dir deine Gedanken dazu, indem du dir folgende Fragen stellst:

- Auf wen bin ich heute noch wütend?
- Warum bin ich auf diese Person wütend?
- Wie hat mich diese Person verletzt?
- Was kann ich nicht vergessen?
- Welche Ereignisse nagen nach wie vor an mir?
- Etc.

Danach betrachte die Liste und überlege dir, was tatsächlich noch vorhanden ist, oder nur noch in deinem Kopf als „unerledigt" gilt. Diese streichst du wieder von der Liste.

Und ja, es kann durchaus wehtun, diese Dinge schwarz auf weiß geschrieben zu stehen. Allerdings ist der erste Schritt getan. Du hast die Punkte erkannt und niedergeschrieben.

Was ist dein Fazit daraus?

---

2. Tipp: Lass es raus...

Die Macht des geschriebenen Wortes wird unterschätzt. Und doch haben diese eine unglaubliche Macht. Auch im Bereich des Verzeihens tun diese Wunder. Deshalb...

Suche dir jene Situation oder Person von deiner unter Punkt 1 durchgeführten Liste raus, die dich derzeit am Meisten belastet. Nimm dir dazu Zeit, Ruhe und versetze dich in jene Situation zurück. Dann beschreiben diese Erlebnisse, indem du dies genau schriftlich wiedergibst. Bringe es auf Papier, wie du dich gefühlt hast, was dabei innerlich mit dir passiert ist, warum du so enttäuscht warst, was dich wirklich verletzt hat.

Das Papier ist geduldig und neutral. Lass allen Frust, Vorwürfe und Enttäuschung raus. Zensiere nichts, sondern erlaube dir, es so zu formulieren, wie es in dir brodelt. Du kannst dies durchaus mit mehreren Situationen und Personen machen. Oder eine nach der anderen. Ganz wie es dir beliebt und für dich stimmt.

ÜBUNG

Nachdem du deine letzte Erläuterung und Wiedergabe des jeweiligen Erlebten niedergeschrieben hast, nimmst du das Niedergeschriebene und vernichtest diesen Zettel. Im wahrsten Sinn des Wortes. Du kannst dies entweder rituell verbrennen oder in der Toilette runterspülen. Das symbolische Vernichten des von dir Niedergeschriebenen birgt eine befreiende Wirkung und mit dem effektiven Nehmen des Zettelns und z.B. Verbrennen erleben wir dadurch eine noch intensivere Wirkung.

Was nimmst du daraus mit?

---

3. Tipp: Implementiere Rituale in dein Leben

TIPP 3

In vielen Kulturen sind Rituale ein wichtiger Bestandteil des Lebens, denn sie helfen Menschen. Es gibt eine Vielzahl von Ritualen, die unter anderem für den Weg des Verzeihens durchaus hilfreich und nützlich sein können.

• Symbolische Verabschiedung

Die Form des Niederschreibens und Wegverwerfens - sprich des Loslassens z.B. in Form von Verbrennen - ist eine Form von symbolischer Verabschiedung. Dadurch wird das Geschehene sozusagen deinem Körper (Geist, Seele, Herz) entwendet und auf das Blatt Papier gebracht. Das Wegwerfen ist sozusagen der Ausdruck dafür, dass dieser Erlebnisse und der damit verbundene Schmerz ein für alle Mal von dir entledigt wird.

Es gibt dazu weitere Formen des Entledigens. Wie z.B. kannst du den Zettel auch an einen Luftballon hängen und in den Himmel losziehen lassen. Oder du kannst das Geschriebene auch im Wald verbuddeln. Hier sind deiner Phantasien keine Grenzen gesetzt

• Nutzung von Affirmationen

Ebenso sind sogenannte Affirmationen eine sehr hilfreiche Form. Dies ist eine Methode der Autosuggestion, bei welcher es darum geht, sich selbst mental auf etwas Erwünschtes zu programmieren. Sozusagen du bespielst deine eigene Harddisk mit neuer von dir ausgewählter Informationen. Dabei steuerst du dein eigenes Verhalten systematisch und zielsicher. Die Nutzung von Affirmation aktiviert hingegen deine bewusste Steuerung.

ÜBUNG

Suche dir zwei oder mehr Sätze aus, die auf dich besonders kraftvoll wirken. Im Anhang findest du eine Liste von positiven Affirmationen und kannst daraus wählen. Sage diese von dir gewählten Sätze täglich mehrmals laut auf. Zusätzlich kannst du dir diese Sätze mehrmals am Tag niederschreiben.

Durch das tägliche Wiederholen prägt sich die Sinnhaftigkeit in deinen Geist und wird von dir angenommen und somit zur Gewohnheit. Dabei kommt die Regel (*Quellenhinweis: Ergebnis aus der Studie „European Journal of Social Psychology"*) zu tragen, dass es mindestens 66 Tage benötigt, bis etwas zur Gewohnheit wird.

• Nutzung von Objekten

Eine weitere nicht zu unterschätzendes Ritualform ist die Nutzbarkeit von Objekten, wie z.B. das Foto oder eine Zeichnung jener Person, die dir Schmerz zugefügt hat.

ÜBUNG

Indem du diese Person „direkt" über das Foto anblickst, kommst du in ein tieferes emotionales Empfinden und kannst dadurch noch intensiver in dein Gefühl eintreten. Verleih deinem Gefühl Ausdruck, indem du dem Foto all deine Enttäuschung, Wut und Schmerz übergibst. Sprich dazu deine Worte laut aus. Das mag am Anfang etwas komisch sein, sprichst du ja mit einem Foto, aber es tut gut und verstärkt die Wirkung, da du dies laut machst. Sobald du dir allen Frust von der Seele gesprochen hast, gehe in die

Affirmation und sage die Worte, wie z.B. *„Das Geschehene ist vorbei. Es ist vergangen. Ich bin bereit heute loszulassen. Mein Leben ist davon befreit. Ich verzeihe dir!"*

Du kannst auch gerne deine eigenen Worte wählen. Achte einzig darauf, dass es deiner inneren Überzeugung entspricht. Durch das laute Aussprechen schickst du deine Worte sozusagen in das Universum und lässt – im wahrsten Sinn des Wortes – los!

Dazu gratuliere ich dir!

Rituale bieten eine wunderbare Nutzbarkeit, wie dies über Generationen in zahlreich unterschiedlichen Kulturen unter Beweis gestellt wurde. Nutze somit auch du die Rituale, die dir den Weg des Verzeihens erleichtern.

FAZIT

Was sind deine Gedanken dazu?

_____

4. Tipp: Ändere deine Perspektive

TIPP 4

Wenn wir verletzt werden, ist die erste Wahrnehmung unser eigener Schmerz und befindet uns dabei gänzlich in der Opferrolle. Nach einer gewissen Zeit erhalten wir einen gewissen Abstand, der die erste akute Enttäuschung zu einer unangenehmen Erinnerung macht, die jedes Mal, wenn du daran denkst mit Schmerz und Trauer erfüllt. Genaugenommen ist es als ob eine offene Wunde nach einer Zeit zu einer geschlossenen Wunde und Narbe entwickelt hat.

Die Narbe in deinem Herzen ist da und lässt dich immer wieder an jenes Erlebnis und den daraus entstandenen Schmerz erinnern.

Indem du dich darauf einlässt, dir eine neue Perspektive zugesteht, erhältst du eine neue Sichtwiese. Dies schaffst du, indem du das Erlebnis betrachtest und in die Position deines Gegenübers trittst. Du schlüpfst sozusagen in die Rolle deines Gegenübers und erhältst dadurch die Möglichkeit durch seine Sichtweise Dinge neu zu erkennen und ebenso besser zu verstehen, warum die Person das getan hat.

ÜBUNG

Es geht hierbei nicht darum, dass du dich mit dieser Perspektivenänderung auf Rechtfertigungssuche begibst, sondern dass du Gründe erkennst, warum die Person so gehandelt hat. Dies macht es verständlicher. Durchaus erlaubt diese Übung den Einblick an den eigenen Anteil an der Situation. Dieser Art des Hinschauens erlaubt einen neuen Blick, neue Sichtweise und dies kann helfen, um Sachen zu bereinigen und somit loszulassen.

Zudem bietet diese Form des Perspektivenwechsels im Alltag eine bereichernde Art und Weise sowie fördert andere Menschen und deren Handlungen besser zu verstehen.

FAZIT

Was sind deine Gedanken dazu?

_____

5. Tipp: Du bist nicht alleine…

TIPP
5

Gerade Frauen in den westlichen Ländern neigen sehr dazu, alles allein machen zu wollen. Sie wollen schließlich die männliche Seite in uns stemmen. Allerdings gibt es Situationen, wo es durchaus angebracht und äußerst hilfreich ist, wenn wir Hilfe von anderen annehmen. Bewusst und gezielt!

Opfer von Kriminaltaten, Menschen die betrogen und tief verletzt wurden, erleiden zumeist den Verlust an Vertrauen gegenüber anderen Menschen. Während der Eine dieses Erlebnis alleine bewältigen kann und sich nach einer gewissen Zeit auf neue

Menschen einlässt, fällt dies dem Anderen viel schwerer. Dies ist individuell unterschiedlich. Ganz klar ist das Ziel, das Vertrauen in das Leben und in andere Menschen wiederzuerhalten, sodass das Leben in vollen Zügen gelebt werden kann.

 Nichts spricht dagegen therapeutische Hilfe anzunehmen und macht den Menschen, der diese externe Hilfe annimmt, zu keinem schlechteren oder hilfloseren. Ganz im Gegenteil. **Er zeigt dadurch Stärke und stellt sich aktiv seinen Problemen.**

Dazu gibt es viele Möglichkeiten externe Hilfen in Anspruch zu nehmen. Ich persönlich habe dabei sehr gute Erfahrungen mit der Therapieform namens Kinesiologie (*Mehr Info dazu im Anhang*) gemacht. Eine sehr sanfte Form von Gesprächstherapie, bei welcher alt eingesessene Programme und Muster aufgelöst werden. Dies unterstützte und beschleunigt den Verzeihungsakt.

Was sind deine Gedanken dazu?

Resümee:
Das Verzeihen ist ein wunderbarer Weg, der dich von alten Lasten und Sorgen befreit und du dadurch das Leben viel leichter, fröhlicher und glücklicher erleben wirst. Ok, am Anfang mag dieser Weg durchaus erschwerend und holprig sein. Es ist wie mit dem stehenden Zug, denn du zum Fahren anschiebst. Anfangs bedarf es viel Kraft und Elan. Aber sobald dieser rollt, braucht es viel weniger Energie und Kraft dafür.

FAZIT

Genauso ist es mit dem Verzeihen.

Das Phantastische am Verzeihen ist die Tatsache, dass du dies ganz alleine tun kannst. D.h. auch wenn du der betroffenen Person längst den Rücken gekehrt hast, liegt es in deiner Hand den Akt des Verzeihens einzuleiten. Das ist hervorragend. Du entscheidest was für Last du fortan mit dir tragen wirst und welche nicht. **Nur DU und kein anderer!**

Was nimmst du aus diesem Abschnitt mit?

_____

_____

Welche Ereignisse und Personen möchtest du gerne verzeihen?

_____

_____

_____

Was würdest du alles tun, wenn du diesen bohrenden Schmerz nicht mehr in dir spüren würdest?

_____

_____

_____

Entscheide dich – hier und jetzt – per wann du mit dem Auflösungs-Prozess beginnst, indem du dies niederschreibst?

_____

Was ist dein Fazit daraus?

_____

Die 5 wichtigsten Leitsätze, Erkenntnisse aus diesem Kapitel sind:

Deine Wahrnehmung bestimmt deine Realität

Ein jeder von uns kreiert seine eigene Realität. Meine Realität sieht anders aus als deine. So wie ich mir meine Welt gestalte mit den Dingen die ich, entscheide, mich umgebe, so gestaltest du dir deine eigene mit deinen Entscheidungen, Sichtweisen und Meinungen.

Allerdings gibt es gewisse Parameter, nach der jeder Mensch, mehr oder weniger strebt. Dazu gehört Glück, Liebe, Frieden, Harmonie und Wohlgefallen.

Auch zeigt sich bei der Rasse „*Mensch*" die Neigung, dass der Mensch an sich nicht zum Einzelgänger geboren wurde. Stattdessen entfaltet sich die menschlichen Fähigkeiten und Sinne am besten, wenn er in Gesellschaft von anderen Menschen ist. So wie früher die Neandertaler sich am Wohlsten am Feuer in der Gesellschaft seines Clans fühlte, so fühlen wir uns im Hier und Jetzt im Kreis unserer Liebsten und Vertrauten am wohlsten.

Wenn Amors Pfeil ins Schwarze traf und sich endlich Mr. & Ms. Right vereinen, entfaltet sich der Mensch zu einem Bündel aus reiner positiver Energie und Liebe. Um dies in dieser herrlichen Form wahrzunehmen, bedienen wir Menschen uns unserer Fähigkeiten der Sinneswahrnehmung.

Sich all seiner Sinne bewusst sein

Der Mensch ist mit den wunderbaren Fähigkeiten der 5 Sinne ausgestattet. Bereits in der Antike hat Aristoteles diese Sinnenwahrnehmung des Menschen ausführlich beschrieben. Diese unterscheiden sich in der visuellen Wahrnehmung, dem Sehen, dem Auditiven, sprich dem Hören, dem Riechen, dem gustatorischen Wahrnehmen, sprich dem Schmecken und nicht zuletzt, der taktilen Wahrnehmung, dem Tasten.

Diese 5 Sinne gestalten unsere Wahrnehmung, unser Handeln und Agieren, unsere Gedankenwelt und auch unsere empathische Wahrnehmung. Dabei nutzen wir diese Fähigkeiten ebenso um zu entscheiden, ob uns etwas gefällt oder nicht. Von klein auf tragen wir diese Fähigkeiten in uns, und verfeinern deren Erkennung und damit die Wahrnehmung. Wir werden uns diesen Luxus unserer Sinnesorgane zumeist erst dann bewusst, wenn wir eines davon eingeschränkt wahrnehmen. Eine Augenentzündung oder Ohrenschmerzen lassen plötzlich erkennen, wie sehr das eine Auge oder eben ein Ohr fehlt.

Das Wertschätzen der grossen Macht unserer Sinnesorgane muss im Vorfeld kein kurzweiliges Ausfallen vorangehen, um in seiner ganzen Wertigkeit von uns geschätzt zu werden.

Wie?
Indem du dich dieser Fähigkeiten täglich bewusstmachst und diese aktiv und bewusst zum Einsatz führst.

Die Wahrnehmung wird dadurch gesteigert und ebenso die daraus entstehenden Konsequenzen. Dies ist sehr wichtig, bist du doch der Kapitän deines Lebens. All deine Handlanger, deiner Unterstützer, deine Fähigkeiten und Talente, sind für dich sehr wichtig. Zum Einem um dein Leben in ganzer Fülle zu leben, aber auch um deinen Mr. Right zu treffen.

Warum hast du so große Ohren?
Das wohl am Meisten unterschätzte Sinnesorgan ist die auditive und akustische Wahrnehmung. Wir Menschen neigen dazu primär unsere Aufmerksamkeit auf den Inhalt der gewählten Worte sprich auf die Information an sich zu

lenken. Dabei bemerken wir die Art und Weise des Tonfalls aktiv nur sehr oberflächlich, zumeist eher unbewusst. Wie sehr wir uns von Tönen beeinflussen lassen, zeigt sich wie wir auf Musik reagieren. Bei Musik sind es nicht nur die aneinander gereihten Töne, sondern zudem der Schall, der unser Körper mit Wohlwollen versorgen kann. Während uns Baustellenlärm im wahrsten Sinn des Wortes früh morgens aus dem Bett werfen kann, so sorgt die fünfte Symphonie Beethovens bei vielen Menschen für die totale Entspannung.

Wie wir auf einen Ton reagieren, hängt von dessen Intensivität und unserer persönlichen Wahrnehmung ab. Auch bei Menschen ist die Stärke, die Intensität des gesprochenen Wortes entscheidend für die Informationsaufnahme. Wenn jemand schreit kann dies außerhalb eines Notfalles als negativ empfunden werden. Wenn ein Mensch hingegen flüstert, steigert dies in uns automatisch die Wachsamkeit. Aus der Vergangenheit wissen wir, wenn geflüstert wird, geht es sodann um etwas Geheimes. Das steigert unsere Aufmerksamkeit und Interesse.

In Rhetorikkursen wird gezielt auf den Tonfall und die Form des Sprechens eingegangen, da die Art und Weise wie wir sprechen unweigerlich Einfluss nimmt in der Informationsaufnahme. Zu lernen, wie wir richtig mit unserer Stimme umgehen, diese bewusst und weise einsetzen, kann über vieles entscheiden.

Wenn wir einen neuen Menschen kennenlernen, nehmen wir unweigerlich die Form des Ausgesprochenen war und reflektieren unsere Wahrnehmung mit der Person die dies ausgesprochen hat.

ÜBUNG

Probiere folgendes aus: Nimm zwei Personen, die dir nicht sonderlich sympathisch sind. Hinterfrage nun folgendes: Mit welchem Tonfall sprechen diese Menschen? Tief, hektisch? Was nehmen deine Ohren dabei wahr?

_____

_____

Probiere diese selbe Übung nun mit zwei Menschen, die du sehr sympathisch findest und du gerne Zeit mit ihnen verbringst. Was nehmen deine Ohren dabei wahr? Worin liegt der Unterschied?

_____

_____

 Dich gänzlich deinem Potenzial und Kraft deiner Ohren bewusstwerden, ist ein wichtiger Meilenstein in der Wahrnehmung deiner selbst und deiner Umgebung. Daraus gibt es viel zu erkennen und mitzunehmen. Übe dich darin.

Auch wirst du deinen Mr. Right dadurch besser „hören" lernen.

Immer der Nase nach...

Von vielen Menschen wird die Nase als ein zu großes oder zu kleines unschönes Übel in der Gesichtsmitte abgewertet. Ungeachtet bleibt bei solchen Äußerungen der enorme Mehrwert, der die Nase mit seinem Geruchssinn vollzieht.

Ganz klar: Der Geruch ist für uns Menschen enorm wichtig. Dabei fungiert unser Geruchsinn in erster Linie als eine Schutzfunktion. Er warnt vor Gefahren wie Feuer, verdorbenen Essen. Unterstützt wird unser Körper dabei mit der Fähigkeit bis zu **10.000 Duftstoffe (!) zu unterscheiden und in unserem Gedächtnis zu speichern.**

Die Nutzbarkeit dieser Fähigkeit verwenden wir Menschen auf alles um uns. Auf Gerüche von Essen, Räumlichkeiten, Kleidung,

Dingen, Tieren, Umwelt und natürlich auch von Menschen. Ob wir jemanden riechen können oder nicht entscheidet ganz klar über Gefallen oder Missfallen. Somit spielt unser Geruchssinn eine entscheidende Rolle.

Dies wussten auch schon unsere Vorfahren. Bereits die Ägypter verwendeten duftende Öle für die Körperpflege, genauso wie die Griechen und Römer. In den späteren Jahren wurde dem Duftöl ebenso Alkohol hinzugefügt, das für die Verdünnung sorgte und dadurch länger haltbar blieb. Daraus entstand Parfüm.

Heute wie damals ist es das Bestreben des Menschen, das eine herausragende Duftwelle von sich ausgeht und damit betört. Unbewusst und bewusst zugleich.

Wenn wir auf einen Menschen treffen, der für unseren Geruchsinn nach unangenehm riecht, speichern wir diese Information in unserem Gehirn. Die Aussicht, dass dieser Mensch Mr. Right ist, sinkt mit dieser Aktion recht. Somit lässt sich durchaus festhalten, dass wir mit diesem Agieren und Handeln der Tierwelt um nichts nachstehen. So wie die Tiere lassen auch wir uns von unserem Geruchssinn extrem steuern. Wählen anhand eines wohltuenden Geruchs aus, ob wir uns dieser Sache, der kulinarischen Verführung oder eben auch dem Menschen hinzugezogen fühlen.

Fällt unser Urteil negativ aus, ist die Entscheidung bereits getroffen. Diese Regel steht natürlich auch für uns selbst. Während wir selbst unseren Geruch sehr wohl als bestens beurteilen, kann dies von einer anderen Person durchaus als nicht angenehm und passend beurteilt werden.

Grundsätzlich kann in Bezug auf Mr. Right durchaus unserer Nase Vertrauen geschenkt werden. Wenn unsere hochsensible Nase den Auserkorenen als wohlriechend beurteilt, ist bereits ein großer Meilenstein erreicht. Unser Körper, allen voran unser

Geruchssinn, funktioniert somit wie ein Scanner. Dabei setzt ein jeder von uns seine eigenen individuellen Parameter fest.

ÜBUNG

Wir schenken unserem Geruchssinn nicht die gebührende Aufmerksamkeit, obwohl er uns unverzichtbare Dienste tut. Überleg dir, wie dein Umfeld, die Dinge die du gerne hast, die Menschen um dich herum riechen. Was fällt dir dabei auf?

_____

_____

Die Achtsamkeit auf die olfaktorische Wahrnehmung, sprich auf den Geruchssinn ist eine Übung, die es zu trainieren gilt. Denn wenn wir uns diese Fähigkeit gänzlich achtsam ins Bewusstsein nehmen, erkennen wir, wie sehr wir uns dadurch leiten lassen können und Entscheidungen treffen können.

Nach was schmeckt es...?

?

Die Geschmacksbeurteilung ist eine sehr delikate und zumeist die letzte Barriere einer Beurteilung. Während unsere Nase, die Augen und Ohren ununterbrochen im Einsatz sind und unser Gegenüber scannen, so zeigt sich das Sinnesorgan des Geschmackes als die letzte Hürde.

Menschen, die keinen Geschmackssinn mehr haben, vermissen diese sensible Fähigkeit und beteuern zurecht die Wertschätzung dieser. Die Essensaufnahme mit all seinen unterschiedlichen Geschmacksrichtungen ist wie das Betreten von Schlaraffenland. Wahre Genussesser sprechen zudem von Geschmackexplosionen, die bei der Einnahme von kulinarischen Verlockungen führen.

Wenn zwei Menschen sich näherkommen und der erste Kuss den nächsten Schritt ihrer Beziehung einleitet, entscheidet dieser erste Kuss über den weiteren Verlauf der Beziehung. Wenn sich zwei

Lippenpaare treffen und diese Form von Zärtlichkeit in der Berührung einhergeht, zeigt sich, ob die zwei Körper zueinander passen. Dabei ist die Art und Weise wie das Gegenüber küsst ausschlaggebend. Dabei spielen das Berühren, der Geruch und auch die Intensität eine große Rolle.

All jene, die bereits einen Menschen geküsst haben, wo an sich alles super gepasst hätte, außer eben dieser Kuss, wissen, wovon ich spreche. Alles andere kann bestens passen: Das Aussehen, das Verhalten, der Geruch, das Auftreten...

Wenn der Kuss nicht passt, dann gilt es sich einzugestehen, dass dies nicht Mr. Right sondern Mr. Wrong ist. Dank diesem herausragenden Sinnesorganes werden Zeichen gesetzt. Ob diese gesehen und akzeptiert werden, ist allerdings eine andere Sache. Was fällt dir dazu ein?

_____

_____

Jeder Mensch hat seinen eigenen Fingerabdruck
Wie einzigartig jeder Mensch tatsächlich ist, wird mit dem größten Sinnesorgan – der Haut - im wahrsten Sinn des Wortes demonstriert. Und zwar durch den einzigartigen Fingerabdruck, den ein jeder Mensch hat. Nicht einmal eineiige Zwillinge haben unterschiedliche Fingerabdrücke. Was für ein wunderbarer Beweis unserer Einzigartigkeit. Tatsächlich bestätigt uns die Haut kontinuierlich mit Wahrnehmungen die seines gleichen sucht.

Der Mensch braucht Berührungen. Ohne Berührungen geht der Mensch seelisch ein und verkümmert innerlich. Dies ist ebenso bei Tieren erkennbar. Dabei fungiert die Haut als ein einzigartiger Transmitter von der Berührung eines Menschen oder

Tieres. Ebenso dient diese dazu um unsere Umgebung wahrzunehmen. Kälte gleichwohl Hitze oder feucht und trocken.

Dabei fungieren zärtliche Berührungen als Ausdruck von Liebe, Vertrauen und Fürsorge. Dies wiederum sorgt für die Empfindung von Wohlbefinden, Sicherheit und auch Glück.

Der in der westlichen Kultur übliche Händedruck gibt eine Vielzahl an Informationen weiter. Dabei nimmt der Mensch vordergründig wahr, ob sein Gegenüber eine trockene Haut hat, ob er schwitzt und wie der Druck an sich ist. All dies sind unweigerlich Parameter, die bei uns Gefallen oder Missfallen auslösen. Erst recht, wenn es um Mr. Right geht...

Welche Arten von Berührungen gefallen dir, findest du schön? Berührst du gerne? Verwöhnst du dich selbst mit Berührungen? Ist das Berühren in deine tägliche Körperpflege integriert?

ÜBUNG

_____

_____

Mit welchen Federn schmückt sich der Pfau?

„Gut aussehen soll er...“, wird zumeist als ein Parameter genannt, auf die Frage hin, wie Mr. Right denn so sein soll.

Das Aussehen spielt in unserer Gesellschaft eine wichtige Rolle. Dabei bedienen wir uns der visuellen Wahrnehmung um das Aussehen zu beurteilen. Allerdings gilt es zu beachten, dass die Beurteilung über schön und nicht schön stets individuell ist. Was dem einen sehr gut gefällt, missfällt dem Anderen. Diese Tatsache würde eigentlich voraussetzen, dass wir Menschen eines nicht können: **Über eine allgemein geltende Schönheit zu urteilen!**

Allerdings tun wir genau dies. Andauernd und ständig. Dies zeigen die zahlreichen erfolgreichen Schönheitsconteste.

Somit gibt es je nach Epoche ganz klare Vorgaben, nach welchen ein Mensch samt dessen Aussehen eingereiht wird. Während zur Renaissance beleibte und wohlgeformte Frauen das ideale weibliche Schönheitsideal erfüllten, wird in der heutigen Zeit die schlanke groß gewachsene Frauenstatur als schön eingestuft.

Bei dem Mann sind die Schönheitsparameter gänzlich anders. Dabei ist einer der Augenmerke auf Cool-sein, wie dies ein Dreitagesbart durchaus betont wird. Dieser setzt eine gewisse Verwegenheit voraus und zudem wird der Eindruck gewonnen, dass dieser Mann ein Abenteurer ist. Ebenso gilt ein grauer Ton in den Männerhaaren als Schönheitsideal, zum Glück der Männer, die diesem Lebensprozess ohne Hektik entgegenblicken können.

Äußert interessant ist die natürliche über Jahrtausend behaftende Entwicklung bei diversen Tierarten, wo das männliche Tier weitaus schöner als seine weiblichen Artgenossen geraten sind. Ein wundervolles Beispiel dafür ist der wohl schönste Ziervogel *Pavo Cristatus* - besser bekannt als der blaue Pfau. Dabei ist das Männchen des Blauen Pfaus farbenprächtiger und schöner. Seine außergewöhnlich schönen und langen Oberschwanzfedern können zu einem fächerförmigen Rad aufgestellt werden. Durchaus eine Augenweide, wie nicht nur das Weibchen der Pfauen befindet, sondern auch wir Menschen.

Dieser Tatsache samt dem stolzen Dahinstolzieren des schönen männlichen Blauen Pfaus zum Dank, entstand der Spruch *„stolz wie ein Pfau"* der in unserem Sprachgebrauch durchaus stark Verwendung findet. Dabei lassen sich Frauen ebenso von dem Gehabe, den Aktionen und dem optischen Erscheinungsbild des Mannes den Kopf verdrehen. Dabei lässt sich nicht von der Hand weisen, dass das Auge & der Geruchssinn eine enorme Rolle spielen. Deshalb ist es wichtig zu wissen, wie dein Mr./Ms. Right effektiv ausgestattet sein soll. Nach welchen Parametern beurteilst du dessen äußeres Erscheinungsbild? Was ist dir dabei wichtig?

_____

_____

_____

Der 6. Sinn...

Während die fünf Sinnesorgane des Menschen berührbar und nachweisbar sind, gibt es ein Sinnesorgan, das seiner Existenz wegen heftig diskutiert ist. **Der 6. Sinn!** Dabei findest sich der 6. Sinn in der Wahrnehmung von Telepathie, Hellsehen und/oder Präkognition wieder. Auch wird er mit der Intuition gleichgestellt. Der Fähigkeit feinstoffliche Dimensionen wahrzunehmen.

Grundsätzlich lässt sich sagen, dass es Menschen gibt, die über eine ausgeprägte Fähigkeit des Erspürens des 6. Sinns verfügen. Diese Personen sehen, spüren und erleben Dinge, die für rationale Menschen gänzlich unverständlich sind. Menschen wie Nostradamus, der endlose Visionen hatte, ist eine der zahlreichen Zeitzeugen, die mit Einsatz ihres 6. Sinnes zu Informationen kamen, die mit keiner der 5 Sinnesorgane abrufbar waren.

Jeder Mensch sollte für sich selbst klären, ob er seinen 6. Sinn einsetzt oder nicht. Ich nutze meinen 6. Sinn im Alltag sehr oft. Das sprichwörtliche _„Bauchentscheidungen treffen"_ ist für mich ein wichtiger Teil. Dies setze ich ein, wenn ich in einer Entscheidung unschlüssig bin. Ich _„höre"_ sodann in meinen Bauch und erkunde dessen Feedback. Mag für den Einen oder Anderen verrückt klingen. Ich kann nur sagen, dass mir dieser innere Dialog mit meiner Intuition stets als verlässlicher und weiser Ratgeber diente.

Wie ist das bei dir? Wie nutzt du den 6. Sinn für dich? Hinterfragst du diesen, bindest du diesen in deine Entscheidungen ein? Schreibe deine Gedanken dazu nieder.

ÜBUNG

Die Macht der Gedanken

Obwohl das Denken an sich kein Sinnesorgan im ursprünglichen Sinne ist, füge ich das Denken an sich diesem Kapitel hinzu, denn die Macht des Denkens ist essential wichtig. **Das Denken spielt in unserem Leben eine wichtige, unverzichtbare Rolle**. Wir denken eigentlich ständig und ohne, dass wir aktiv etwas dafür tun müssen. Ein Gedanke taucht in Millisekunden auf und wird sogleich von einem neuen Gedanken abgelöst. Laut zahlreichen Studien und Infos im WorldWideWeb/Internet **denkt der Mensch an einem Tag an die 60.000 (!) Gedanken.**

Was vor Jahrzehnten unvorstellbar erschien, ist heute bewiesen: Die Macht der Gedanken beeinflusst das Leben. **Dabei haben die Gedanken wie alles zwei Seiten: Eine Positive und Negative.**

Das woran du denkst, trägt entscheidend dazu bei, wie du dich schlussendlich FUEHLST. Dies lässt sich sehr gut mit der Vorstellung eines ausgesäten Saatgutes verbildlichen. Säst du Kartoffeln aus, wirst du Kartoffeln ernten und keinen Mais!

Denkst du negative Gedanken, ziehst du Negatives an.
Denkst du Gutes, ziehst du Gutes an.

Das Gesetz der Anziehung!

Ein wunderbares Werkzeug, das du für alles einsetzen kannst.

Wenn du deine Gedanken und dein Unterbewusstsein auf Erfolg programmierst, handelst du auch entsprechend. Dein Fokus ist auf Erfolg gesteuert. Genauso funktioniert ist es in der Liebe!

Wenn du davon überzeugt bist,
dass du Mr. Right gar nicht verdient hast,
dann hast du ihn nicht verdient & er wird sich dir nicht outen.

Wenn du felsenfest davon überzeugt bist,
dass es deinen Mr. Right gar nicht gibt,
dann wird es ihn für dich auch nicht geben.

Wenn du von vorn herein fest daran glaubst,
dass du deinen Mr. Right verdient hast, es ihn gibt,
dann wirst du ihn treffen und begegnen.

Warum ist das so? Ganz einfach.

Kein anderer als DU schreibt
dein Buch, deine Geschichte, dein Leben.
Es sind deine Gedanken, die hierbei den Maßstab setzen.
Du gibst die Grenzen vor, du stellst die Barrieren und
du legst oder entledigst dir die Steine auf deinen Weg.

Es ist deshalb unverzichtbar, dass du dir ein stabiles Grundgerüst an positiven, zuvorkommenden, förderlichen Gedanken aufbaust, sodass du darin die Pforten zu deinem Mr. Right öffnen kannst.

Willst du Mr. Right an deiner Seite wissen? Dann ist es essentiell, dass du dein Denkmuster überprüfst. Frage dich somit folgendes:

Wie und was denke ich über meinen Mr. Right? Bin ich davon überzeugt, dass er da draußen irgendwo ist?

Erlaube ich mir selbst harmonisches Liebesglück? Denke ich, dass ich es verdiene meinen Mr. Right an meiner Seite zu wissen?

_____

_____

Bin ich dazu fähig, mich auf eine ehrliche, harmonische Beziehung und Partnerschaft mit meinem Mr. Right einzulassen?

_____

_____

Bin ich bereit offen auf Mr. Right zuzugehen, ohne ihn für die Altlasten meiner bisherigen Beziehungen verantwortlich zu machen?

_____

_____

Will ich überhaupt eine neue Beziehung eingehen? Und wenn ja, warum? Was verspreche ich mir davon?

_____

_____

Warum will ich statt Mr. Wrong nun Mr. Right treffen?

_____

_____

Welchen Stellenwert hat meine Partnerschaft in meinem Leben?

_____

Glaube ich daran, dass mein Mr. Right…

… mich mit Respekt und Wertschätzung behandelt?

_____

… mich so annimmt, wie ich bin?

_____

…mir treu ist, so wie ich ihm treu sein werde?

_____

…zum richtigen Zeitpunkt in mein Leben tritt?

_____

Wie behandle ich meinen Mr. Right?

_____

_____

Diese Reflexionsfragen zeigen dir, ob du für deinen Mr. Right bereit bist. Ob du ihn mit offenen oder mit verschränkten Armen begrüßen wirst. Zudem spiegeln dir die Antworten dein Unterbewusstsein. Sprich was du tief in dir fühlst.

Falls du gerade erkannt hast, dass du noch nicht für ihn bereit bist, gilt es deinen ganzen Fokus auf dich selbst zu lenken um deine Barrieren und Zweifel zu bereinigen. Ich empfehle dir dazu mein Buch „_Lust… vollends Frau zu sein? Auch in dir steckt eine Vollblutfrau. Lebe Sie!_" (_Buchinformation siehe im Anhang_).

Falls dir die Fragen noch mehr die Bestätigung gegeben haben, dass du bereit bist für deinen Mr. Right, dann gratuliere ich dir und lade dich dazu ein das nächste Kapitel anzugehen.

Die 5 wichtigsten Leitsätze, Erkenntnisse aus diesem Kapitel sind:

Mr. Right in voller Pracht

Somit geht es nun – endlich - auf in die Zielgerade direkt in Richtung Mr. Right. Der Wunsch seinen Mister oder Miss Right ewig an seiner Seite zu wissen, ist so alt wie es die Menschheit selbst. Die Suche nach seinem Mr. Right ist in über Tausenden von Geschichten in allen Herrenländern festgehalten. Dabei haben alle eines gleich, die Sehnsucht nach der Erfüllung, die Hoffnung und auch der feste Glaube daran, dass die erkorene Person endlich vor einen steht.

Auf geht's in die Zielgerade...

Wie du bereits weißt, bestimmt ein jeder Mensch als Kapitän seines Lebens selbst über den Verlauf dessen. Du – und nur du – setzt die Parameter fest. Dabei ist es entscheidend zu wissen, was überhaupt erwartet, ja gewünscht wird. Mit der Macht der Gedanken und der Disziplin diese zu verfolgen, lassen sich alle Ziele erreichen. Auch jenes, dass Mr. Right an deiner Seite weilt.

In den vorgängigen Kapiteln wurdest du durch verschiedene Fragen dazu angestoßen, dir Gedanken über dich selbst und deinen Wünschen zu machen. Hast du diese Übungen allesamt beantwortet? Falls noch nicht, dann hol dies bitte nach, denn wir benötigen deine Antworten, deine Gedankengänge für den nächsten entscheidenden Schritt!

Es ist fast so, als ob du dich auf einen Marathonlauf vorbereitest. Die über 42 Kilometer lange Laufstrecke ist ein herausfordernder Brocken und es gilt diesen in Etappen anzutrainieren. So beginnen Läufer bereits mindestens ein halbes bis ein Jahr zuvor mit dem Lauftraining. Und alles beginnt mit dem ersten Schritt.

Nun befinden wir uns in Richtung zielgerade. Du hast über die Jahre viel an Erfahrung gesammelt und erlebt. Zum Teil hast du dich über die schweren Aufgaben gewundert und nicht selten wurde dir die schwere Last zu viel. Allerdings bist du ein Kämpfer und hast dich durch nichts ins Box Horn drängen lassen.

Mitunter half dir nun dieses Buch mit dem Reflektieren, dem klaren Aufzeigen des Erlebten und dem Verständnis dazu. Du blickst sozusagen in dein Spiegelbild und nahmst die Einladung an, dich so zu erkennen, wie du effektiv bist. Mit all deinen Ecken, Kanten aber auch Rundungen und Wölbungen.

Du hast erkannt, dass

- all die bisherigen Schwierigkeiten und Probleme sich dir als unaufschiebbare Aufgaben und Lektionen präsentierten, die zu überwinden Teil deines Lernprozesses ist. Zudem weißt du, dass

- diese Lektionen um einiges einfacher zum Handhaben sind, wenn der Blick darauf nicht durch negatives Gedankengut gesteuert wird, sondern viel leichter zum Handhaben ist, wenn du diese wie positivem Gedankengut behandelst. Gleichwohl

- verstehst du dich als Magnet, der das anzieht, was er sich wünscht, indem du es denkst.

- Dein Denken zeigt sich in deinem Handeln wieder. Dadurch weißt du ganz genau, wie wichtig deine Gedanken sind, denn diese formen deine Zukunft. Ganz klar nach dem Motto: **Deine Gedanken von heute ist deine Zukunft von morgen!**

- Du hast somit erkannt, was für eine unglaublich einzigartige Lebensform du bist, sondern auch, dass das Glück und die Liebe vor dir liegen. Es gilt einzig, sich danach zu bücken und es in deine Hände zu nehmen.

- Dein Blick wird somit fortan nicht mehr in Richtung Hoffnungslosigkeit und Trostlosigkeit schweifen, sondern sich der vollkommenen Lebensfreude und Glück strecken.

Das ist dein Lebensziel, das Leben intensiv mit Freude, Glück und voller Liebe zu erleben.

- Zudem hast erkannt, dass dein Körper, dein Geist und deine Seele Liebe pur sind. **Jede Zelle in dir, ist mit Liebe gefüllt.** Diese Liebe gibst du mit Freude weiter. Denn du kennst das Lebensgesetz der Ursache und Wirkung und weißt, dass sich alles verdoppelt, was du mit Freude weitergibst.

Die Liebe die du an dein Umfeld schenkst, wirst du in wunderbarer Form doppelt oder sogar in mehrfacher Art und Weise wieder zurückerhalten.

Es ist eine faszinierende Reise, das Leben! Es birgt viele Straßen, Kreuzungen und auch Tore. Du trägst den Schlüssel in dir, weißt genau welchen Weg an einer Kreuzung du nehmen musst, welcher Straße du folgen musst und welches Tor du öffnen musst um dein Glück zu erhalten.

Du trägst diesen Schlüssel in dir! Deine Fähigkeiten und Talente in Kombination mit dem Wissen, dass dir in die Wiege gelegt wurde, trägst du alles in dir um dein Glück zu finden.

Es hängt nun einzig von dir selbst ab, ob du diesen Schlüssel zu deinem Glück, zu deinem Mr. Right in die Hand nimmst, um das Tor zu ihm zu öffnen, oder nicht. Es ist deine Entscheidung.

Was nimmst du als Resümee mit?

FAZIT

Lass Picasso in dir erwachen...

Ja, genau... Nun lassen wir den Picasso in dir erwachen. Den Künstler in dir! Du meinst, du bist kein Künstler? Kannst nicht mal richtig zeichnen?! Keine Panik... Es wird kein Malen oder Zeichnen von dir erwartet, sondern wir **kreieren** einzig und alleine - nun ja - **dein Glück**. Genau! Du hast richtig gelesen. Es geht um das Erschaffen deines Glückes, ganz nach deiner Façon und deiner Vorstellung.

Ganz wie du es dir wünscht und vorstellst. Der einzige Unterschied ist, dass du dir deinen Mr. Right nicht nur vorstellst, sondern schwarz auf weiß niederschreibst.

Wie haben vorher bereits erfahren, welche Macht die Gedanken haben. Wenn nun diese Gedanken zudem niedergeschrieben festgehalten und täglich mehrmals gelesen werden können, ist die Energie und Kraft um ein Vielfaches höher. Was für eine Power du da freisetzt, wirst du erleben, indem du deiner Phantasie freien Lauf lässt. Es ist jedes Mal aufs Neue ein wunderbares Erlebnis.

Deshalb, höre in dich hinein und lausche, was dein Künstler in dir zu sagen hat. **Was genau meine ich mit Künstler?**

Während wir Erwachsenen zumeist die Fähigkeit des grenzenlosen Denkens im Laufe unseres Erwachsenwerdens verlieren, haben die meisten Kinder diese einzigartige Fähigkeit. Sie sehen Bilder, Menschen, Tiere in Lebensgröße und sprechen mit diesen für uns unsichtbaren Geschöpfen. Als Erwachsener tun wir diese Form von Fantasien als Hirngespinst der Kinder ab und hoffen zugleich, dass dieses Verhalten sobald als möglich aufhört. Wir tendieren dazu, dies als nicht „normal" abzutun.

Derweilen vergessen wir, dass auch unsereins in seiner Kindheit den einen oder anderen Fantasiefreund hatte, mit welchen er sich stundenlang unterhalten hat. Was für uns damals ganz normal und stimmig war, ist uns heute gänzlich entschwunden. Die Fähigkeiten unsere Gefühle, Wünsche und Hoffnungen in einer anderen Form zu transformieren und dadurch den Weg von unserem Inneren in dem Außen zu finden.

Künstler wie Picasso und Van Gogh sind dafür bekannt, dass sie ihre emotionalen Stimmungen in ihren Bildern Ausdruck verliehen. Van Gogh war mit dieser Form des Ausdruckes seiner Zeit voraus und erhielt zu seinen Lebzeiten nicht die gebührende Ehre und Respekt. Im Gegensatz zu Picasso, der schon zu Lebzeiten ein hoch angesehener Künstler angesehen wurde.

Auch in dir steckt nach wie vor jener Künstler, der danach strebt deine Gefühle, Wünschen und Hoffnung Ausdruck zu verleihen. Die Synergie deiner Gedanken mit der Außenwelt ist ein eigener Prozess, der je nach Typen des Menschen anderweitig seinen Ausdruck findet.

Hier nun lade ich dich und deinen inneren Künstler ein, dass ihr kreativ werdet. Ihr werdet zusammen euren Traumtypen, euren Mr. Right kreiert. Ja… genau! Lass dich auf dieses Experiment ein, dass dir das schwere Tor zu deinem Mr. Right öffnen wird.

Was sind deine spontanen Gedanken dazu?

FAZIT

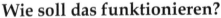

Kreativität erfordert den Mut die Sicherheit loszulassen
Ja, jetzt geht es darum, dass du deinen Mr. Right kreierst, ihn mit Eigenschaften, Fakten und Taten ausschmückst und ihn ein Herz und eine Seele verpasst.

?

Wie soll das funktionieren?
Indem du dich darauf einlässt und dir ihn – deinen Mr. Right – dir so kreierst, ausdenkst, wie du ihn dir wünschst. Du lässt somit deiner Kreativität freien Lauf. **Lass deine Kreativität sprießen und walten!** Zugleich triffst du auch Entscheidungen. Denn wenn du dich für eine Eigenschaft entscheidest, lässt du das Entgegengesetzte ganz klar los.

Du bewegst dich somit aus deiner Sicherheit, aus deiner Komfortzone und rein ins Vergnügen, in die Freude des Entfaltens, des Gestaltens, des Erschaffens. Ja die Kreativität birgt ein enormes breit gefächertes Potential an Fülle, Möglichkeiten, und Optionen. Die Kreativität walten lassen, ist wie in einen großen Supermarkt zu gehen, und aus zahlreichen reich befüllten Regalen auszuwählen. Du spazierst sozusagen ganz gelassen und entspannt, ohne Druck, ohne zeitlicher Vorgabe durch die Reihen und wählst aus der Fülle der Auswahl.

Du weißt aus deiner Erfahrung, was dir guttut. Von was du Abstand nehmen solltest, und was du als nährend, als unterstützend wahrnimmst.

Du packst diese ausgewählten Dinge in deinen Einkaufswagen während du gelassen und entspannt die Vielfalt an Auswahl betrachtest und daraus wählst.

Dabei wiegst du das Eine mit dem Anderen ab. Hörst bei Unsicherheit in dein Herz und in deinen Bauch (6. Sinn).

Hörst die wortlosen aber intensiven Gefühlsdeutungen, die dir dein Inneres mitteilt.

Dabei achtest du nicht auf die Wünsche und Ziele der Anderen. Nein es geht ganz klar um dich, um dich ganz alleine!

Der Supermarkt ist menschenleer. Nur du und die Vielfalt an Auswahl, die gefüllten Regale befinden sich im Supermarkt. Angenehme beruhigende Musik begleitet dich, während du von einem zum anderen Regal wanderst und die Auswahl studierst.

Du lässt dir bei der Auswahl Zeit. Keine Hektik drängt dich. Der Supermarkt ist für die 24/7 geöffnet. Somit höre tief in dich hinein und lass deiner grenzenlosen Kreativität freien Lauf!

Ich wünsche mir, was...?!

Jetzt wirst du Nägel mit Köpfen machen. Nun bist du hier angelangt, wo du Farbe bekennst. Wo du klar Schiff machst. Jetzt geht es darum, festzulegen:

- WIE dein Mr./Ms. Right ist.
- WAS ihn/sie ausmacht.
- WELCHE Art von Mensch in dieser Person steckt, mit welcher du dein Leben verbringen möchtest.

Es gibt kein mehr *„vor dir herschieben"*, kein mehr *„andere entscheiden darüber"*. Nein... Du entscheidest hier und jetzt!

Was gibt es zu beachten?

Achte besonders darauf, dass du die folgenden Fragen nicht in der Zukunftsform, sondern **in der Gegenwartsform beantwortest**. Dadurch assoziierst du deiner Gedankenwelt, dass er/sie – Mr./Ms. Right – bereits an deiner Seite ist. Das fühlt sich komplett anders an.

Zudem **lass dir bei der Beantwortung der Fragen Zeit.** Wie bereits erwähnt, nichts überstürzen.

Noch ein Tipp am Rande: **Stelle dir selbst eine Deadline, bis wann du den Fragenkatalog für dich fertigstellen wirst.**

Als ich damals diese Fragen für mich beantwortet habe, war ich anfangs der Meinung ich werde dies innerhalb von wenigen Stunden erledigen. Oh, wie sehr ich mich täuschte. Aus den anfänglichen 4 Stunden wurden schlussendlich 2 Wochen. Dabei erlaubte ich mir Niedergeschriebenes wieder zu entfernen oder durch neue Eigenschaften und Attribute zu ersetzen.

Na dann.... Auf geht's! Beantworte somit folgende Frage:

Bitte beachte, dass sich die Fragen entweder auf Mr. oder Ms. Right beziehen und du anpasst, wie es für dich stimmt. Der Einfachheit halber habe ich bei den folgenden Fragen & Texten die Grundform von Mr. Right gewählt.

Fragekatalog zu deinen Mr. Right

Welche Eigenschaften zeichnen deinen Mr. Right aus? Ist er/sie treu, familiär, erfahren, selbstbewusst...? Beschreibe deinen Mr./Ms. Right so präzise wie möglich. *Im Anhang findest du eine Eigenschaftsliste, aus welchen du wählen kannst.*

_____

_____

_____

Nun geht es darum aus deiner vielfältigen Eigenschaftsliste die drei für dich wichtigsten Eigenschaften zu wählen. Welche drei Eigenschaften schätzt du am Meisten an deinem Mr. Right?

1. Eigenschaft: _____

2. Eigenschaft: _____

3. Eigenschaft: _____

Nach welchen Werten lebt dein Mr. Right, sind ihm wichtig? Sind diese deinen analog? *Am Buchende findest du zur Auswahl eine Wertliste.*

_____

_____

_____

Unterteile seine Werte in die Chronologie seiner Priorität:

1. Wert_____   2. Wert_____

3. Wert_____   4. Wert_____

War dein Mr./Ms. Right im Vorfeld verheiratet oder länger liiert?

Welche Art von Beziehung hat er mit seinen Exfreundinnen- und Exfrauen? Sind diese freundschaftlich? Wie spricht er von ihnen?

_____

_____

_____

Ist dein Mr. Right kinderfreundlich? Möchte er Kinder? Hat er Kinder aus vorgängigen Beziehungen? Wie alt sind sie? Wie ist seine Beziehung zu seinen Kindern? Zu Kindern im Allgemeinen?

_____

_____

_____

Wie groß ist der Freundeskreis deines Mr. Right? Oder ist er eher ein Einzelgänger? Ist dein Mr. Right in Vereinen aktiv tätig? Wenn ja, in welchen? Wieviel Zeit verbringt er mit seinen Freunden?

_____

_____

_____

Woher (_Land, Region_) kommt dein Mr. Right? In welcher Kultur ist er groß geworden? Aus welchen Verhältnissen stammt er?

_____

_____

_____

An was glaubt dein Mr. Right? Ist er gläubig? Welcher Religion ist er anhängig? Wie intensiv lebt er seinen Glauben?

_____

_____

Was für eine Beziehung hat dein Mr. Right zu seiner Familie? Hat er Geschwister? Wie oft sieht er seine Familie? Wie ist ihr Verhältnis zueinander? Wie spricht er von seiner Mutter?

_____

_____

_____

Wie ist dein Mr. Right um seinen Körper besorgt? Achtet er auf ihn? Was für eine Einstellung hat er zu seinem Körper? Ist ihm eine schlanke Figur wichtig oder unwichtig?

_____

_____

_____

Betreibt dein Mr. Right Sport? Wenn ja, welchen? Wie intensiv und wie oft übt er diesen aus? Betreibt ihr auch gemeinsam Sport?

_____

_____

_____

Wie ist seine körperliche Konstellation? Ist er fit, gesund? Was tut er für seine Gesundheit? Achtet er auf seine Ernährung?

Organisiert er sich selbst seine jährlichen Ärzte Termine?

_____

_____

_____

Welche Hobbies hat dein Mr. Right? Dieselben die du pflegst? Wieviel Zeit investiert er in seine Hobbies?

_____

_____

_____

Welche Interessen hat dein Mr. Right? Sport, Wirtschaft, Politik etc.? Wie intensiv geht er seinem Interesse nach? Sind es die gleichen Interessen die du hast?

_____

_____

_____

Verbringt ihr jede Minute eurer Freizeit zusammen? Oder hast auch du einen Tag in der Woche für dich und deine Freundinnen?

_____

_____

_____

Wie verstehen sich deine Freundinnen mit deinem Mr. Right? Mögen sie ihn? Mag er sie? Was sagen sie über ihn?

Wie ist dein Mr. Right beruflich gestellt? Was macht er beruflich? Ist er Selbstständig? Für was für ein Unternehmen arbeitet er? Liebt er seinen Beruf? Ist er ambitioniert? Hat er berufliche Ziele?

_____

_____

_____

Wie wichtig ist ihm sein Beruf, seine Arbeit? Wieviel Zeit investiert er? Ist er fleißig? Ist er ehrgeizig? Ist er erfolgreich? Welchen Stellenwert hat seine Arbeit? Steht diese vor der Familie?

_____

_____

_____

Was für eine Einstellung hat dein Mr. Right zu Geld? Ist Geld ihm wichtig? Wie ist er materiell / finanziell gestellt? Ist er großzügig? Ist er spendabel? Gibt er Trinkgeld? Spendet er regelmäßig Geld?

_____

_____

_____

Gehört Kochen zu den Leidenschaften von Mr. Right? Ist er ein kulinarischer Genießer? Führt er dich gerne in Restaurants aus?

_____

_____

_____

Ist dein Mr. Romeo ein Romantiker? Wie lebt er dies aus? Wie zeigt er dies? Anhand von Blumen oder Liebesbotschaften?

_____

_____

_____

Ist körperlicher Genuss deinem Mr. Right wichtig? Welche Art von Romeo ist er im Bett? Was liebt er? Wie verwöhnt er dich?

_____

_____

_____

Wie steht dein Mr. Right zur Treue? Ist diese ihm wichtig? Hat er einer seiner Partnerin betrogen? Wurde er selbst betrogen?

_____

_____

_____

Ist er ein Pessimist oder Optimist? Ist sein Glas halb voll oder leer?

_____

Ist dein Mr. Right neuen Situationen gegenüber eher skeptisch oder offen eingestellt? Ist er eher vorsichtig oder wagemutig?

_____

_____

Geht dein Mr. Right offen auf Menschen zu? Oder ist er eher introvertiert? Steht er gerne im Mittelpunkt?

_____

_____

Was erkennt dein Mr. Right in schwierigen Situationen? Eher das Kritische, Heikle oder mehr das Positive, Gute darin?

_____

_____

Ist dein Mr. Right motivierend und unterstützend? Trägt er deine Einkaufstaschen, Koffer? Lässt du dir von ihm helfen?

_____

_____

Ist dein Mr. Right ein Gentleman? Wie zeigt sich dies? Hält dir dein Mr. Right die Türe auf? Hilft er dir in deinen Mantel?

_____

_____

Wie sieht dein Mr. Right aus? Welche Statur, welche Augenfarbe hat er? Beschreibe deinen Mr. Right so detailliert wie möglich.

_____

_____

_____

_____

_____

Hat dein Mr. Right Ziele? Wenn ja, welche? Träumt er davon oder
strebt er diese auch an?

_____

_____

_____

_____

Sind seine Ziele deinen homogen? Wie geht er mit deinen Zielen
um? Unterstützt er dich bei der Umsetzung deiner Ziele?

_____

_____

_____

Wie fühlst du dich, wenn du mit deinem Mr. Right zusammen
bist? Beschreibe so detailliert wie möglich deine Emotionen.

_____

_____

_____

Weitere Bemerkungen:

_____

_____

_____

Resümee

FAZIT

Wie erging er dir dabei? Du kannst dem Fragekatalog gerne weitere für dich wichtige Fragen hinzufügen.

_____

_____

Bedenke, dass du die Antworten weder in einem Zug durchziehen musst noch sollst. **Lass dir Zeit!** Überdenke deine Antworten gründlich. Dabei liegt der primäre Fokus darauf, dass du dir ganz genau überlegst, wie dein Mr. Right ist. Aus diesem Grund ist es sehr wichtig, WAS du dir wünschst.

Die vorgängigen aufgeführten Fragen dienen dazu, dass du dir so eingehend wie möglich Gedanken über deinen Mr. Right machst. **In deiner ausführlichen Kreation sind Grenzen ein Tabu.** Sei darauf bedacht, mit welchen Charaktereigenschaften du deinen Mr. Right schmückst, ebenso welche Vergangenheit und daraus entstehenden Fakten du ihm zuschreibst. Dies ist entscheidend und wird dein zukünftiges Leben mit ihm beeinflussen.

Hat dein Mr. Right Kinder aus einer vorgängigen Beziehung? Du meinst, dass das egal ist? Wäge vorsichtig die Für und Wider ab. Bedenke dabei, dass es wunderbar aber auch zu einem Alptraum werden kann, wenn die Kinder dich als neue Lebensgefährtin ihres Vaters nicht akzeptieren. Deshalb überlege es dir gut, ob dein Mr. Right Kinder mitbringt oder nicht. Deine Entscheidung!

Ebenso ist es entscheidend, ob für deinen Mr. Right die Treue genauso eine undiskutable Voraussetzung ist, wie für dich. Gerade wenn du zuvor Partner hattest, die sich mit der Tugend der Treue nicht anfreunden konnten, ist es hilfreich und sinnvoll, wenn du den Wert der Treue in deinem Mr. Right implementierst.

 Bedenke: **Du entscheidest, wie dein Mr. Right ist!** Du bist der Künstler und du gibst hier – in dieser Phase des Kreierens – den Ton an. Du bist der Künstler, der Kapitän deines Lebens. Du entscheidest, wen du in dein Leben lässt. Wer an deiner Seite verweilen darf. Mit wem du glücklich sein wirst.

Vorfreude ist die schönste Art des Wartens
Du hast nun deinen Mr. Right bis ins kleinste Detail beschrieben. Du weißt nun ganz genau, wie dein Mr. Right aussieht, welche charakterlichen Merkmale ihn auszeichnen, was er beruflich macht, welche Ziele er hat und wie er diese anstrebt.

Ebenso hast du nun schwarz auf weiß festgehalten, wie du dich fühlst, wenn du mit ihm zusammenbist.

Wau... Toll ist er - dein Mr. Right!

Ich gratuliere dir zu diesen Traumtypen, der da vor dir steht! Wie fühlt es sich für dich an? Macht dich alleine schon die Vorstellung ihn – deinen Mr. Right - an deiner Seite zu wissen glücklich? Steigert dieses Wissen, wie er nun sein wird deine Vorfreude? Kannst es nun kaum erwarten, bis er endlich vor dir steht?

Die Vorfreude, die sich als Emotion auf eine künftige positive Erwartung kennzeichnet, ist eine ganz besondere Gefühlsempfindung. Zum Einem macht uns diese Vorfreude glücklich und zum Anderem vergeht die Zeit wie im Fluge. In der Studie von der kalifornischen Loma Linda University belegt, dass die Probanden, die sich auf ein Ereignis freuten, während der Wartezeit depressionslindernde Beta-Endorphine sowie Wachstumshormon HGH ausschütteten.

(Quelle: http://www.haz.de/Sonntag/Top-Thema/ist-die-schoenste-Freude)

Sehr gut lässt sich die Vorfreude mit den Vorbereitungen in den wohlverdienten Jahresurlaub aufzeigen. Schon alleine die Vorbereitung, die Auswahl des Reiseziles, Reiseroute, Aktivitäten und Hotel bringen einem in Urlaubsstimmung. Du versetzt dich sozusagen schon in die Rolle des Urlaubers und fühlst bei der Auswahl sozusagen in dich hinein um herauszufinden, was dir gefallen würde und was nicht.

Diese Transmutation ist eine wunderbare Art geistig zu reisen, zu wandern. Sich Dinge vorzustellen. Diese Vorstellung tut gut, fühlt sich toll an und steigert somit automatisch unser Wohlfühlgefühl. Das Glück lässt sich genau durch solche Aktivitäten steigern und dadurch sind die Empfindung und das Erleben des Jeweiligen viel intensiver und schöner. Das funktioniert mit allem so. Dies setzt das Lebensgesetz der Anziehungskraft mit sich.

Genauso funktioniert es mit deinem Mr. Right!

Vorfreude intensiv wahrnehmen und sich daran zu nähren ist eine Kunst, die du üben kannst. Sich gedanklich auf das 6-Gang Menü zu freuen, lässt einem automatisch das Wasser im Mund zusammenrinnen. Probiere es aus! Und wenn du dir auch noch vorstellst, wie du mit deinem Mr. Right an diesem Candle Night Dinner sitzt, macht dein Herz grad auch noch 1000 Sprünge.

Wie hast du die gefühlt, während du dir deinen Mr. Right *kreiert* hast? Was hast du dabei gedacht, empfunden?

Die Macht der Vorfreude ist ein wertvolles Instrument, dass du für deinen Alltag einsetzen kannst und du wirst viel frischer, leichter und fröhlicher den Tag erleben. Dabei bestimmst du mit welcher Vorfreude du deinen Tag bunter machst. Dies kann die Freude auf den Besuch von Freunden, auf eine Aktivität, ein Fest, die Beförderung und eben das Eintreffen von einem Menschen, der einem wohlgesinnt ist.

Funktioniert dieses Prinzip auch bei anderen Menschen?
Ja durchaus kannst du dieses Prinzip auch auf andere Menschen angewendet. Wünschst du dir einen guten Freund oder Freundin, einen Chef, der dich fördert und zu schätzen weiß, einen Geschäftspartner mit dem du die Finanzwelt eroberst?

Kein Problem. **Arbeite die vorgängigen Fragen durch, indem du diese auf die jeweilige gewünschte Person abänderst. Danach beantwortest du diese.**

Die Vorfreude die während diesem Prozess entsteht, ist ein wertvoller Teil des Ganzen. Genieße diesen Zustand der Vorfreude, der Lust auf das Neue, die Zeit zwischen dem Hier und dem baldigen Eintreten des Erwünschten. Dies ist eine Zeit, in welche an sich die Farben viel bunter, die Gefühle viel wachsamer und die Gedanken im Schweben sind.

Was für ein wunderbarer Zustand, der von dir – im wahrsten Sinn des Wortes – per Knopfdruck ausgelöst bzw. eingestellt werden kann, wenn du das wünscht. Ist das nicht cool?

FAZIT

Die 5 wichtigsten Leitsätze, Erkenntnisse aus diesem Kapitel sind:

Amor Pfeil... ich bin hier!

Soweit so gut. Mr. Right ist kreiert, die Vorfreude aktiviert, ganz klar die Weichen sind gestellt. Ok alles parat! Wo bleibt er somit? Was macht sich breit ist die liebe Ungeduld. Was tun mit ihr? Nun in die Schranken verwiesen, denn jetzt gilt es den Fokus auf das Aktivieren, den Startschuss zu lenken. Wie geht das?

Wir schicken deinen Wunsch auf Mr. Right raus. Wohin?

?

Amor auf sich aufmerksam machen...

Wie mit allem ist es eines, die Informationen, Wissen, Talente und Fähigkeiten in sich zu tragen. Allerdings wird diese nur limitiert genutzt, wenn diese im Kämmerchen ruht. Der effektive nährende Mehrwert kommt dann zur Geltung, wenn dies nach außen getragen wird. Bewusst, klar und kontinuierlich. Auch das gilt es zu steuern, zu lenken und zu dirigieren. Wie ein Boot, das du als Kapitän in die Zielrichtung steuerst.

Du kannst diese Weitergabe von Information als eine Public Relation Aktion sehen. Wenn du bei dir in der Firma eine neue Aktion setzt oder zu einem Fest einlädst, bedienst du dich diverser Werkzeuge um diese Information nach außen zu tragen.

Selbig mit Mr. Right!

Du hast einen Meilenstein erreicht, indem du klar definiert hast, wie dein Mr. Right sein soll. Durchaus wie in einem Restaurant, wo du aus einer breit gefächerten Menükarte dein nach deinem Geschmack zusammengestellte 4 Gang Menü bestellst.

Es geht nun darum, dass du diese deinen Wunsch, deine Bestellung des Mr. Rights nach außen trägst. In das Universum wie einen Magnet verschickst, der somit seinesgleichen sucht. Durchaus können wir dies auch so transformieren, wie die Griechen in der Antike dies zu tun pflegten: Ihre Wünsche, Botschaften schickten sie direkt an Amor, den Gott der Liebe, sodass er den Amor Pfeil richtig einzusetzen weiß…

In der Antike war Amor total angesagt, kurzum IN. Heute spricht weder Mann noch Frau von ihm, den Weisen der Liebenden. In dem Spruch *„da traf ihn Amors Pfeil…"* hat Amor zumindest im heutigen Sprachgebrauch noch seinen festen Platz gefunden.

Heutzutage klopft Mann und Frau eher in die Tasten um Firmen wie Parship zu kontaktieren, die sich gegen Bezahlung auf das Glück von einsamen Seelen spezialisiert haben. Da findet sich das Profil der Single Personen in einer Festplatte wieder, wo ein ausgeklügeltes Computer-Software-System anhand festgelegter Parameter herausfindet, wer zum wem passt. Auch eine Variante!

Also ich muss ehrlich sagen, da bleibe ich lieber selbst mein Boss und entscheide selbst! Deshalb rate ich ganz klar zur Nutzung der Lebensgesetze, wie eben jenem **Gesetz der Anziehung.**

Dabei ziehst du als Mensch genau das an, was du nach außen transformierst, übermittelt und übergibt. Sprich was du denkst, fühlst, sagst und dir wünscht. **Entsprechend deinem Denken und Fühlen agierst und handelst du sodann auch entsprechend.** Somit bist du in deinem Denken, Fühlen und Tun eine Summe von deinem Sein! In allen Stationen, Zeiten und Plätzen. Nachdem du nun schwarz auf weiß definiert hast, wie du dir deinen Mr. Right wünschst, hast du dir eine feste Basis geschaffen, auf deine Umwelt und Umfeld reagieren wird.

Unweigerlich durch dein eigenes Realisieren, hast du durch deine Definition und klare Festlegung eine neue Welt in dir erschaffen, in welcher dein Mr. Right bereits fix existiert. Der Gott der Liebe, Amor, hätte seine große Freude an dieser Fokussierung und auf die Intensität, die dieses Handeln nach sich zieht.

Amors symbolischer und viel umschriebener Liebespfeil ist somit bereits in Aktion. Sozusagen in der Starthaltung des Abschießens und natürlich des Zielens.

Um sicherzugehen, dass das Eintreffen von Mr. Right in einer zeitlichen akzeptablen Art und Weise vonstattengeht, rate ich zu folgenden Aktionen, die die Transaktion der magnetischen Anbindung an deinen Mr. Right durchaus positiv und unterstützend wird.

Tritt in Aktion und starte mit den Transaktionen

Es ist das Eine zu wissen, wo das Ziel ist. Die Ausrichtung ist gesetzt und die Weichen sind gestellt. Nun bedarf es nur noch Mittel und Wege um dorthin zu gelangen. Wenn du über das Meer reisen möchtest, bedarf es die Hilfe eines Schiffes oder eines Bootes. Klar kannst du auch schwimmen, allerdings ist es mit einem Boot um einiges komfortabler und trockener, nicht wahr?

Um nun zu deinem Ziel – deinem Mr. Right – zu gelangen, der bereits am Ende des Horizontes mit seinen sehnsüchtigen Augen nach dir Ausschau hält, gilt es klare Prozesse einzuführen, die du für dich kontinuierlich konsequent einsetzt und nutzt.

Die Nutzung muss zu einer Gewohnheit werden. **Etwas was wir täglich kontinuierlich 60 Tage hintereinander tun, wird laut zahlreicher Studien zu einer Gewohnheit.** Aus eigener Erfahrung kann ich dies bestätigen.

Baue dir folgende Bausteine, Meilensteine und Werkzeuge in dein Leben ein, an die du dich fortan täglich nähren wirst. Und dadurch täglich einen Schritt deinem Mr. Right näher kommst.

1. Erstelle eine Collage

Nachdem du deinen Mr. Right beschrieben hast, verpasst du ihm Farben und Formen. Dazu benötigt es Bildmaterial. Nimm Zeitschriften oder suche dir Material aus dem Internet, die deinem Mr. Right und euer gemeinsame Leben darstellen.

Achte dabei, dass du die unterschiedlichen Aspekte deines Mr. Right einbeziehst. Wie seine Eigenschaften, Werte, Aussehen, seine und eure gemeinsamen Aktivitäten, Hobbies, gemeinsame Ziele, euren Wohnort etc. etc.

!

Wichtig ist dabei, dass die Bilder die du aussuchst in dir positive Assoziierung und Emotionen in Bezug auf deinen Mr. Right auslösen. Dies kann in allem möglichen seinen Ausdruck finden. Wie z.B. ein Foto mit einem Paar Augen, schöne kräftige Hände, ein muskulöser Mann in einem Fitnessstudio oder und ein Bild eines Candle Light Dinner Tisches. Sei kreativ und innovativ.

Nimm nun die ausgeschnittenen oder ausgedruckten Fotos und klebe diese auf ein großes Blatt Papier, am besten in Format von A3 oder A2. Dazu kannst du entweder in der Mitte des Papiers oder in der oberen Mitte einen beliebigen Titel schreiben. Wie z.B. *„mein Leben mit meinem Mr. Right"* oder *„mein Mr. Right"*.

Es bietet sich zudem an Objekte miteinzubeziehen und zwischen den Fotos platzieren. Ich hatte auf meiner Collage einen Schlüssel geklebt, der für mich die Assoziierung von *„der Schlüssel zu unseren beiden Herzen…"* war. Zudem diente der Schlüssel als Assoziierung für *„das gemeinsame eigene Heim…"*.

Lass deiner Kreativität freien Lauf. Es gibt keine Grenzen. Es ist dein Mr. Right und dein Leben mit ihm, das du als Kapitän und Künstler nun mit Farben und Formen zum Leben erweckst.

Sobald du diese Collage fertig hast, hängst du diese an einem Platz auf, sodass du diese täglich mehrmals siehst. Sinn und Zwecke dieser Collage ist es, dass du dich beim Betrachten in das Gefühl des Glückes, der Freude und der Liebe trittst, das du zusammen mit deinem Mr. Right assoziierst.

Das machst du insofern, indem du täglich mehrmals – am besten morgens und abends – dich mit deiner Collage verbindest, indem du deine Hand darauflegst. Sodann verbindet sich dein Körper, Geist und Seele mit deinem Mr. Right. Dabei stellst du dir vor, wie du die gemeinsamen Aktivitäten, die du auf der Collage bildlich Ausdruck verliehen hast, nun erlebst. Du spürst in dich hinein, erfreust dich diesem wunderbaren Gefühl von Glück und Freude und wühlst dich in dieser Emotion. Ebenso ziehst du die Energie daraus in jeder deiner Zelle auf und atmest dies tief in dich hinein.

 **Tipp: Fotografiere deine Collage, drucke diese in Kleinformat aus und platziere dir diese in deinem Auto, in deinem Portemonnaie und auch an deinem Arbeitsplatz.**

Klar nach dem Motto, dich so oft wie möglich mit deiner Collage und deinem Leben mit deinem Mr. Right zu verbinden und dabei diese wundervolle Empfindung und Freude spüren.

2. Erstelle eine Zusammenfassung deines Mr. Right

Als hilfreich und nützlich erweist sich eine Zusammenfassung deines Mr. Right. Dazu nimmst du deine Beschreibungen deines Mr. Right zur Hand und fasst diese auf einer A4 Seite zusammen.

Ich hatte z.B. die Eigenschaften meines Mr. Right in Stichworten aufgelistet. Du kannst diese in Form einer Geschichte erläutern und ebenso ein Foto oder Bild hinzufügen, dass dir deinen Mr. Right noch besser näherbringt. Wichtig: Verfasse diese in der Gegenwartsform, wie *„Mein Mr. Right ist…"*

Nun druckst du dieses A4 Blatt mehrmals aus und platzierst es neben deinem Bett, hängst es auf dem Badezimmerspiegel, in der Küche (entweder auf dem Kühlschrank oder über den Abwasch) und last but not least auf der Innenseite deiner Wohnungstür.

Mehrmals am Tag liest du dir laut der Zusammenfassung des Mr. Right vor. Dabei fokussierst du deine Gedanken und Gefühle gänzlich auf ihn und erspürst die enorme Liebe und Wertschätzung, die du für diesen Menschen empfindest.

3. Erstelle eine Liste

ÜBUNG

Was planst du mit deinem Mr. Right alles zu tun, zu unternehmen? Welche Aktivitäten möchtest du mit ihm erleben? Welche Orte und Länder besuchen?

Sicherlich hast du dir dazu schon Gedanken gemacht. Erstelle eine To-Do-Liste und notiere dir alle Dinge, die du zusammen mit Mr. Right machen wirst. Das kann alles möglich beinhalten. Vielleicht ein Wochenende in Wien samt Besuch in der Oper? Oder ein gemeinsamer Fallschirmsprung? Eine Reise nach Las Vegas? Oder lieber eine Reise nach Schottland zu den Highlander?

Hierbei gibt es keine Grenzen, keine Hürden. Es sind deine Wünsche und deine Bedürfnisse die zählen. Es ist deine To-Do-Liste für dich und Mr. Right. Notiere dir jegliche Gedanken und Ideen die dir in den Sinn kommen. Du kannst dies auch mit Bildern zu dem jeweiligen Thema verstärken und vertiefen.

Tipp: Diese Liste solltest du unbedingt auch dann weiterführen, sobald du Mr. Right an deiner Seite hast.

ÜBUNG

4. Bedanke dich täglich

Die Kraft der Dankbarkeit birgt ein enormes Potenzial und widerspiegelt die Wertschätzung für das, was vor Ort ist.

Beginne dich beim Erblicken der Zusammenfassung und Collage für deinen Mr. Right zu bedanken. Du setzt dadurch klare Zeichen. Zum Einem widerspiegelt dies dein Vertrauen darauf, dass er – dein Mr. Right - bereits zu dir unterwegs ist. Ebenso zeigst du mit deiner Dankbarkeit, dass die Wertschätzung - diesen Mann nächstens an deiner Seite zu wissen - enorm groß ist und von dir entsprechend geschätzt wird.

Sich zu bedanken, sei dies in Gedanken, verbal oder schriftlich steigert nicht nur den Fokus auf das Jeweilige, sondern wirkt ebenso unterstützend in dem sich Klarwerden, über das, was in diesem Moment ist und auch in nächster Zukunft sein wird.

Tipp: Das sich Bedanken sollte auf all deinen Lebensebenen bewusst durchgeführt werden.

5. Kommuniziere täglich mit Mr. Right

Eine weitere intensive Form sich mit deinem Mr. Right in Verbindung zu setzen, ist die Methode, dass du mit ihm täglich korrespondierst. Dazu eignet sich das Führen eines Tagesbuches, in welchen du ihm über deine Gefühle, Tagesereignisse berichtest. Stell dir dabei vor, wie er gegenüber von dir sitzt und du ihm das ganz einfach erzählst.

Gib ihm dabei schon einen Kosenamen und verwende diesen in deiner Korrespondenz mit ihm. Mit dieser Form der Kommunikation gibst du deinem außen bereits die Botschaft, dass dein Mr. Right bereits vor Ort ist. Du kreierst dir sozusagen schon deine Welt mit ihm. Zu dieser gehört unmissverständlich ebenso das direkte Zweiergespräch mit ihm.

Vertraue ihn in dieses Gespräch auch deine Ängste und Zweifel an. Er ist dein Mr. Right und du wirst während des Schreibens „seine" Antworten dazu erspüren und erhalten. Vertraue darauf und probiere es einfach aus.

152

6. Verwöhne dich mit schönen Dingen

Gönne dir selbst schöne Dinge, wie z.B. reizvolle Unterwäsche. Stell dir vor, du wirst mit dieser Unterwäsche Mr. Right überraschen. Oh ja ihm wird diese Reizwäsche gefallen. Aber auch dir wird es gefallen diese schönen Dinge zu tragen. **Nicht für Mr. Right sondern für dich selbst**.

Verwöhne dich mit Dingen, die dich stolz machen, deine Weiblichkeit hervorhebt, deine Schönheit unterstreicht. **Probiere es aus**. Du wirst dich anders fühlen, anders bewegen, wenn du schöne Wäsche, Kleidung und Schmuck trägst. Dies kommt einer wunderbaren Einstimmung für deine Zeit mit Mr. Right gleich.

7. Verfasse einen Brief

Ich gehöre zur Generation die in der Kindheit noch Brieffreunde aus allen Ländern hatten. Jene Zeit vor dem Internet wurde der Kontakt mit Briefen aufrechterhalten.

Dabei spielte die Vorfreude auf das nächste Lebenszeichen eine große Rolle, dass durchaus einige Wochen auf sich warten ließen. Zudem war es durchaus üblich, dass man seine Brieffreunde nicht persönlich kannte. Trotzdem führte diese Art des Briefkontaktes dazu, dass gegenseitig viel Vertrauen aufgebaut wurde und innigste Geheimnisse geteilt wurden.

Diesem Prinzip folgend lade ich dich dazu ein deinem Mr. Right einen Brief zu schreiben. Lass deinen Gedanken freien Lauf. Teile ihm mit, wie sehr du dich auf ihn freust, welche gemeinsamen Pläne du hast etc. Dabei zählt einzig der Inhalt. Es befreit und bringt deine Gedanken, Wünsche aus dir raus.

Mach dies mindestens einmal und hinterlege den Brief. Allerdings spricht nichts dagegen, dass du deinem Mr. Right mehrere Briefe verfasst. Versuche es!

8. Führe ein Liebes-Glücks-Journal

Das Führen eines Liebes-Glücks-Journal kann ich aus eigener Erfahrung jedem ans Herz legen. Eine wundervolle Bereicherung. Dabei präsentiert sich dir täglich aufs Neue, was für wundervolle Dinge du in deinem Leben bereits integriert hast.

Ich führe schon seit Jahren ein Glücksjournal und lerne nach wie vor täglich daraus, wieviel Schönes und Wertvolles ich um mich und auch in mir trage.

Was braucht es dazu?
Täglich nach dem Aufstehen 5 Minuten und abends weitere 5 – 10 Minuten. In diesem Zeitraum beantwortest du dir täglich folgende Fragen und notierst diese in ein Notizheft.

- *Was sind meine drei Hauptziele?*
- *Für was bin ich dankbar (Notiere dazu mindestens 10 Dinge)*
- *Was werde ich heute tun um Mr. Right näher zu kommen?*
- *Was waren heute meine Erfolge? Was habe ich gut gemacht?*
- *Wen habe ich heute glücklich gemacht?*

Auf der Seite 182 findest du die Vorlage des Liebes-Glücks-Journal. Auf meiner Homepage kannst du dir die Vorlage als PDF runterladen, ausdrucken und für dein tägliches Überarbeiten verwenden. Gerne empfehle ich dir ebenso mein Arbeitsbuch *„Heute schon mein Glück geküsst?"*, das dir dazu helfen wird, dir täglich zu Bewusstsein zu bringen, was wichtig ist.

Du wirst sehen, dass die konsequente Reflexion dein Leben mehr in die Sonne stellen wird. **Als Sonnenkind bist du dir das wert.**

Entscheide hier und jetzt per wann du mit diesen 8 Schritten loslegen wirst:

Tipp: Ich zelebriere dies, indem ich die Einträge mit einem edlen Kugelschreiber in ein schönes Notizbuch schreibe. Dadurch vermittle ich die Assoziierung, dass meine niedergeschriebenen Gedanken wertvoll und wertschätzend sind.

Mach Platz für Mr. Right

Du weißt nun wie dein Mr. Right aussieht, welche Eigenschaften ihn ausmachen, welche gemeinsamen Ziele ihr anstrebt. Ebenso hast du nun die Weichen gesetzt, indem du in deinem täglichen Tagesablauf deinen Mr. Right fest integriert hast. Gut gemacht!

Nun geht es darum, dein Umfeld auf Mr. Right einzustellen. Mit Umfeld meine ich jenen Bereich, in welchen du dich täglich aufhältst, wie z.B. dein Wohnbereich. Dazu dienen folgende Anpassungen, welche ich dich bitte umzusetzen:

1. Leere deine Schränke

Dein Mr. Right braucht seinen Raum und es gilt diesen Raum für ihn zu schaffen, bereitzustellen. Deshalb...

Räume deine Schränke auf, entledige dich Dinge, die du nicht mehr nutzt und spende diese einem karitativen Verein. Sodann stelle sicher, dass du Platz für die Dinge deines Mr. Right machst. Im Kleiderschrank sollte dies schon 50% des Platzes sein, der frei wird. Stelle auch nichts anderen in diesen Bereich ab, sondern lass diesen frei. Dasselbe gilt für das Badezimmer. Frauen neigen dazu, viel Platz für unsere Cremen, Make-Up und Körperpflegeutensilien einzufordern. Stell ab sofort sicher, dass der Rasierer und das HE Parfüm (*oder was immer du bevorzugst*) für Mr. Right Platz in deinem Badezimmer findet.

So auch im Keller, wo du ebenso Platz schaffen wirst, für seine Sportutensilien. Das mag sich anfangs komisch anfühlen, diese Leere, allerdings freue dich jedes Mal intensiv auf die Tatsache, dass nächstens dein Mr. Right seine Dinge hier platzieren wird.

155

2. Aufteilung deines Doppelbettes

Gerade langjährige Singles sind es gewohnt den gesamten Bereich eines Doppelbettes zu nutzen, indem sie die klare Mitte belegen.

Da du dir Mr. Right an deiner Seite wünschst, ist es an der Zeit, ihm auch die rechte oder linke Seite deines Bettes zu überlassen. Versuche ab sofort wirklich nur noch die eine Hälfte zu benutzen und lass die andere ungenutzt. Durchaus mit Kissen und Bettdecke auslegt, ist dies ab sofort das Reich deines Mr. Right.

3. Schaffe Platz für sein Auto

Falls du zwei Garagenplätze hast, wird ab sofort einer der zwei Plätze für Mr. Right reserviert wissen. D.h. dass du dich nur noch auf einen stellst und nicht mehr in die Mitte. Somit schaffst du Raum für sein Auto.

4. Platziere seine Kaffeetasse in dein Küchenregal

Ich kenne viele Menschen die ihren Kaffee oder Tee am Liebsten aus ihrer (!) Tasse trinken. Auch ich gehöre dazu. Falls du auch zu diesen Menschen gehörst, liegt es durchaus nahe, dass du Mr. Right seine eigene Tasse besorgst.

Geh in einen Laden und wähle jene Tasse aus, wo du glaubst, dass sie ihm gefallen würde. Stelle diese sodann in das Küchenregal direkt neben deiner Lieblingstasse. Morgens wenn du „seine" Tasse erblickst, verbinde dich mit dem enormen Glücksgefühl, das nächstens dein Mr. Right aus dieser Tasse trinken wird. Ist das nicht ein herrliches Gefühl?

5. In Aktion treten

Entscheide dich jetzt per wann du mit diesen Aktionen loslegst und dadurch deine Zukunft nach deinem Geschmack gestaltest?

Ich beginne per_____

Die Zukunft gehört jenen, die sie verändern

Veränderungen verlangen Taten. Warum sollst du all diese Dinge nun tun, fragst du? Mit diesen Aktionen schaffst du dir im wahrsten Sinn des Wortes eine Welt ganz nach deinem Geschmack. Und diese beginnen mit dem ersten Schritt!

Dein Handeln wird durch das **Gesetz der Anziehung** reflektiert und sich in der Realität widerspiegeln. Zudem setzt du dadurch Zeichen in welche Richtung deine Zukunft sich entwickelt. Wie dieses Lebensgesetz der Anziehung funktioniert, ist am besten mit dem altbewährten Sprichwort zu erklären: *„Wie man in den Wald hineinruft, so kommt es zurück!"*.

Das was du effektiv tust (& denkst), spiegelt sich in deinem Leben und wirkt sich über kurz oder lang in deiner Zukunft aus. Deshalb sind deine klar gewählten und wohl überlegten Taten, Aktionen und Gedanken so enorm wichtig und entscheidend.

Lass auf keinen Fall zu, dass dein Zweifel dein Vertrauen und Glauben an das Gesetz der Anziehung übermannt. Dadurch entfernst du dich von deinen positiven Gedanken und Wünschen und lässt dich in passiver Resignation verharren.

Das Gesetz der Anziehung bezieht sich auf alle Lebensbereiche.

Je schneller du das erkennst und akzeptierst, desto schneller kannst du auf diese eingehen und dein Leben in deine gewünschte Richtung lenken.

Mr. Right ist unterwegs

Wenn du dein Denken und dein Handel auf Mr. Right abstimmst, ist es nur eine Frage der Zeit, bis wann du diesen Menschen, den du dir wünschst in dein Leben begrüßen wirst.

Unverzichtbar sind allerdings die konsequente Praxis und Umsetzung der Aktionen, die deinen Wunsch Mr. Right an deiner Seite zu wissen, untermauern und festigen werden.

Die in diesem Buch beschriebenen Schritte verhelfen dir dazu, dass du dich täglich deinem Mr. Right näherst. Es liegt in deiner Hand, ob und wann es sich bewahrheitet. Das es funktioniert steht außer Frage. **Dein nach dir kreierter Mr. Right steht in den Startlöchern und wartet nur darauf, dass du in sein Leben trittst.**

 **Statt Zweifel lasse Vertrauen und Glauben zu.** Mit Taten untermauerst du dieses Wissen und erfreust dich schon heute an dem gemeinsamen Sein mit ihm, deinem Mr. Right.

Trotzdem lässt Mr. Right auf sich warten

Nicht selten wird mir folgende Frage gestellt: *„Und was tue ich, wenn Mr. Right trotzdem auf sich warten lässt?"* Diese Frage alleine lässt die Skeptiker ins Rampenlicht treten, das Nicht-daran-glauben wird verhärtet und sucht nach Nährboden um sich auszubreiten. Wie erläutert, hängt es von dir ab, mit wieviel Herzblut und aktiver Bereitschaft du an die Sache gehst.

Die Grundsatzfrage ist folgende: *„Glaubst du daran, dass dein Mr. Right, dein Deckel da draußen auf dich wartet? Bist du es dir wert, deinen Mr. Right an deiner Seite zu wissen? Hast du den festen Glauben daran, dass dein Mr. Right für die parat ist?"*

Das Gesetz der Anziehung funktioniert unabhängig davon, WAS du glaubst! Es wird immer das anziehen und dir präsentieren, **was du denkst und entsprechend auch tust.** Es ist nicht die Aufgabe des Gesetzes der Anziehung zu beurteilen, ob dieses Gedankengut für dich förderlich oder hinderlich ist. Es zieht einzig das an, was du ihm als Denker und als Akteur präsentierst. Du bestimmst mit deinem Gedankengut, WAS und WER in dein Leben treten.

Dein HEUTE sind deine Gedanken von GESTERN.
Mit deinen Gedanken & Entscheidungen von HEUTE
bestimmst du dein MORGEN!

Genieße deine Zeit...

Gerade wenn wir sehnsüchtig auf etwas warten, haben wir den Eindruck, dass die Zeit so gar nicht vergeht. Wir scheinen das Ticken der Uhr im Sekundentakt zu hören. Aber statt sich in dem Zuwarten einzig auf das Verstreichen der Zeit zu konzentrieren, gilt es die einem geschenkte Zeit so gut wie möglich zu nutzen.

 Jede Minute gänzlich zu genießen, sollte du als eines deiner Hauptaufgaben deines Lebens sehen. Es ist nun mal eine Tatsache, dass jeder Mensch nur eine gewisse Zeit zur Verfügung hat. Bei der Geburt geht gleichzeitig das Lebensablaufzertifikat einher. Jegliche Ignoranz dieser Tatsache ist nicht förderlich, sondern hinderlich.

Das Geschenk des Lebens zu Genießen ist ein wichtiger Baustein zu deinem Glück. Es führt dazu, dass sich der Mensch der kleinen Dinge erfreuen lernt. **Die Zeit zu schätzen, wertvoll zu nutzen und mit sinnvollen Dingen auszufüllen, ist ein Meilenstein in deiner Entwicklung.** Und auch in deinem Wahrnehmen des Lebens an sich.

Egal ob du nun alleine bist oder mit deinem Mr. Right vereint bist, lerne dich in dem wertvollen Umgang mit deiner Zeit. Als Geschenk angenommen wirst du dir ihrer Wichtigkeit bewusster und lebst diese umso intensiver. Ganz nach dem Motto: Enjoy Life! Genieße deine Zeit voll und ganz!

ENJOY LIFE

Was nimmst du als Resümee aus diesem Kapitel mit?

Die 5 wichtigsten Leitsätze, Erkenntnisse aus diesem Kapitel sind:

Aus 1 wird 2

!

Ganz klar… Nun wird nächstens **aus deinem Singleleben ein Duett!** Dein Leben verändert sich. Es ist eine phantastische Zeit des Verliebt seins. Alles um dich wirkt schöner, heller, bunter, fröhlicher. Das eigene Grinsen ist nicht mehr wegzudenken und es scheint fast so, als ob sich der Mensch einzig auf weichen Wolken bewegt. Wahrlich phantastisch, eindrücklich. Was für ein herrlicher Zustand.

Von Single zu einem Duett

Diese Euphorie in allen Ehren möchte ich noch den einen oder anderen Vorgedanken einfügen, der dein Duett zu einem viel schöneren Gesang verhelfen wird.

Gerade in der Anfangszeit scheint es für das verliebte Paar das Wichtigste in ihrem Leben zu sein, die Zeit miteinander zu verbringen. Das ist wunderbar und ist ein packendes Gefühl.

!

Trotzdem füge ich hier ein, dass weder du noch dein Mr. Right auf seine eigene Zeit verzichten sollte. Wie wir wissen, ist jeder Mensch ein Individuum und hat Vorlieben, Talente und Fähigkeiten die ihn in seinem Leben zu dem machen, was er ist. Diese weiterzupflegen, in seiner Aktivität unterstützen und darauf zu achten, dass jeder nach wie vor an seinem *„eigenen Fähigkeiten feilt"*, ist für die gemeinsame Traummusik essentiell wichtig.

Am besten stellst du es dir tatsächlich wie ein Duett Musikstück vor. Während ein Teil die Geige spielt, ist der zweite Teil der Bass. Obwohl beide dasselbe Stück spielen, muss jeder für sich das Stück einüben und auf sein Instrument adaptieren. Die Geige wird anders bespielt, als der Bass. **In der Synergie ergibt sich eine wundervolle Klänge Harmonie die allesamt erfreut.** Gerade deshalb ist der gemeinsame Klang so schön, da beide für sich, sich voll und ganz auf ihr Instrument eingehen. Während des gemeinsamen Spielens wird gegenseitig auf den anderen Spieler eingegangen. Dadurch wirkt das Musikstück auch so wundervoll.

Das Leben spielt in denselben Reihen. Sich zu einem Duett zu finden, ist eine wunderbare Kunst, sowie das gemeinsame Spielen, das gemeinsame Leben. Lege deshalb durchaus den Fokus auf das Gemeinsame! Allerdings nur unter dem Aspekt, dass du nach wie vor auf deine ganz individuellen Wünsche, deine Hobbies, deine Zeit mit Freundinnen eingehst und dir nach wie vor die Zeit dafür nimmst. **Verzichte bloß nicht auf die Aktivitäten die dich in deinem Singleleben so ausgefüllt haben.**

Die Freude und Spaß daran sind das klare Zeichen dafür, dass es dir guttut und du für dein Leben brauchst. Kommuniziere dies deinem Mr. Right von Anfang an und er wird es verstehen.

Die Voraussetzung für eine gut gehende Beziehung ist das gegenseitige Verständnis und Respekt. Das geht einher mit dem Sich-selbst-bleiben-dürfen und dem Selbstverständnis, seine eigenen Wünsche nach wie vor ausleben zu können.

Das Wissen darüber ist das Eine. Die effektive Umsetzung ist das Andere. Es liegt einzig und allein in deiner Hand.

Erwartung der Familie und Freunden

Gerade die Familienmitglieder und ganz gute Freunde sind stets darum besorgt, dass du eine gute Entscheidung für dich selbst triffst. **Sie wollen dich glücklich und zufrieden sehen.**

Durchaus sorgt diese Fürsorge dazu, dass Familienmitglieder und Freunde dir in deiner Entscheidung nicht selten mit mehr Rat und Tat zur Seite stehen, als verlangt wird. Ja, sogar gut ist. Wir, die diese Personen respektieren und achten, legen natürlicherweise großen Wert auf deren Ratschlag und Tipps. Es ist sinnvoll, sich von mehreren Seiten deren Perspektive anzuhören. Es ist allerdings nur dann gut, wenn du dich von keiner der anderen Ratschläge zu etwas hinziehen lässt, dass dir widerspricht.

Achte stets darauf, dass du dir und deinem Herzen treu bleibst. Es ist dein Leben, es sind deine Gefühle und deine Empfindung. Entsprechend dieser gilt es für dich zu wählen.

Hast du dazu gerade spontan Gedanken?

FAZIT

_____

Sobald du mit deinem Mr. Right im Duett eure Symphonie zum Erklingen bringst, gilt es ebenso die Zeit mit der Familie und wohlgesinnten Freunden zu planen.

Deine Familie und Freunden, gleichwohl wie seine sind Teil von euren beiden Leben. Sie gehören zu euch, wie eure Augäpfel und haben euch in eurem Singleleben wundervoll den Rücken gestärkt. Nun in eurem Glück ist es mehr als angebracht, nach wie vor die Zeit mit ihnen zu verbringen. Sei dies alleine oder auch als Paar. Das Pflegen dieser Beziehungen und Freundschaften ist für dich und auch für Mr. Right essentiell wichtig.

Zudem werdet ihr mit eurem Sein in dieser Form der Freude und der Liebe, vieles an diese Menschen geben können, dass sodann als Magnet wie ein Dominoeffekt die Runde machen wird.

Glück ist das Einzige, dass sich verdoppelt

Nicht zu unterschätzen ist durchaus das Glück und die Freude, die ihr als Duett ausstrahlen werdet. Dies wird euer Umfeld, euren Freundes- und Bekanntenkreis durchaus wahrnehmen. Diverse Personen werden dabei sehnsüchtig auf euch blicken. So und so hat euer gemeinsames Glück eine ganz besondere Wirkung auf euer Außen. Die Menschen um euch erkennen ebenso wie bunt das Leben, wie phantastisch das Duett Leben und wie einzigartig die Liebe ist.

 **Dabei wirkt das Glück wie ein Magnet.** Es verdoppelt sich mehrfach und spiegelt sich in den Herzen der anderen wieder. Wie wundervoll und was für eine schöne Reaktion auf die Liebe die du mit deinem Mr. Right ausstrahlen wirst.

Sich dessen bewusst sein steigert die Wahrnehmung und Erleben. Das Leben mit all seinen wundervollen Gefühlen wahrzunehmen, ist Kunst. **Ich nenne dies LebensKUNST!**

Als Künstler deines Lebens entscheidest du über die Farben, die Formen deines Bildes, aber auch darüber, wer schlussendlich wo dein Bild, deine Kunst sehen wird. Somit geht es nicht nur darum, mit WAS du deine leeren Flächen ausfüllst, sondern auch WO schlussendlich dein Bild, deine Kunst ausgestellt ist.

Deine Wahrnehmung der Liebe, des Lebens, des Glückes und deine Verbundenheit deines Auslebens eben jener Wahrnehmung, ist ein Spiegel für die anderen. Sie erkennen darin die Möglichkeiten, die Optionen die das Leben zu bieten hat. Dein Strahlen, das deine Glücksempfindung sich in deinem Ganzen widerspiegelt, wirkt dadurch als Duplikatur, als Magnet für die Menschen um dich. Deshalb ist das Sprichwort *„Glück ist das Einzige, das sich verdoppelt"* gerechtfertigt und korrekt.

Es ist dein Glück, deine Freude, deine Liebe die den Unterschied macht. Für dich, für deinen Mr. Right, für deine Familienmitglieder, deine Freunde, Bekannte und Umfeld.

… und genau an diesem Punkt angekommen, gilt es eines klar zu tun: **Dankbar sein!**

Was nimmst du als Erkenntnis für dich aus diesen Zeilen mit?

Danke schön!

Frage dich: **Wie pflegst du deine Dankbarkeitskultur?** Gehst du sehr darauf ein, indem du dich mehrmals am Tag ganz bewusst bedankst? Oder gehst du dies eher oberflächlich an?

Klar, ein jeder von uns lernt schon als Kind, dass das Wort „danke" - gerne als Zauberwort betitelt – stets beim Entgegennehmen von etwas ausgesprochen werde sollte. „*Das gehört sich so...*" pflegten unsere Eltern hinzuzufügen. Viele Menschen pflegen die Dankbarkeit mit keinem Schritt weiter. Stattdessen nehmen sie alles um sich herum als gegeben und normal an.

Was Dankbarkeit genau bedeutet, widerspiegelt sich sehr gut in den für mich geltenden folgenden Spruch:

Das Zauberwort für ein harmonisches Miteinander, lautet
DANKE!
Diese 5 Buchstaben stehen für folgendes:
D für Demut + A für Aufmerksamkeit + N für Nächstenliebe
K für Konsequenz + E für Empfangen.

Als Betrachter lässt deine Dankbarkeit als Zeichen deiner Wertschätzung das Vorhandene mit einer höheren Anerkennung bewerten. Dies führt dazu, dass das was gestern noch normal ist, durch die Wahrnehmung der Dankbarkeit viel mehr an Bedeutung und Wichtigkeit erhält. **Dies führt zu einem tiefen Gefühl von Zufriedenheit und auch Vertrauen.**

In allen religiösen Schriften ist der Dank ein unverzichtbarer und extrem wichtiger Teil des Lebens. Im Neuen Testament z.B. steht folgendes geschrieben: *„Je nachdem ein jeder Gedeihen hat, soll der Gläubige zurücklegen und geben"* (*Korinther 16.2*). Sprich als Zeichen seines Dankes soll der Erhalte ebenso der Gemeinschaft abgeben. Diesem Beispiel folgte einer der reichsten Menschen der Welt, John D. Rockefeller, indem er bereits als Kind bis zu 10% seiner Einnahmen als Zeitungsausträger spendete. Diesem Verhalten und Spendenkultur bliebe er bis zu seinem Tod treu und lebt in der von ihm gegründeten Rockefeller-Stiftung mit dem Zwecke *„Wohl der Menschheit auf der ganzen Welt"* weiter.

Das Gesetz der Anziehung und Gesetz der Ursache und Wirkung besagt, dass das was du effektiv gibst, du doppelt und mehrfach zurückbekommst. Wenn du somit  mit guten Gewissen und Freude dein Vermögen, deine Liebe, deine Freude am Leben mit anderen teilst, wirst du dies mehrfach zurückbekommen. Punkt!

Nun lade ich dich herzlichst dazu ein, dir folgende Gedanken zu machen. Du wirst deinen Mr. Right nächstens an deiner Seite wissen. Dadurch wird sich dein Herzenswunsch erfüllen. Wau! Das ist so schön und ein wunderbares Geschenk.

Findest du nicht auch, dass das mit deiner Dankbarkeit gebührend gefeiert werden sollte? Wie wir nun wissen, **ist Dankbarkeit ein Zeichen von Wertschätzung.** Dein Mr. Right ist dir enorm wertvoll. Setze mit deiner Dankbarkeit ein Zeichen deiner Wertschätzung. Somit frage dich nun selbst:

Was bist du bereit als Zeichen deiner Dankbarkeit für das Zubringen deines Mr. Right zu tun? Zu geben? Wie willst du deine Dankbarkeit gebührend Ehre erweisen?

_____

_____

Es fällt dir dazu im Moment nichts ein? Sei dir gewiss, dass dies ganz normal ist. Wir sind es nicht gewohnt, unserer Wertschätzung Ausdruck zu verleihen. Somit gilt es dieses Sehen und Erkennen zu trainieren.

Lass mir dir ein paar Ideen vorstellen, die zur Anregung dienen können. Als Zeichen deiner Dankbarkeit könntest du eine gute Tat für einen Menschen tun, indem du z.B. eine

- Kinder-Patenschaft aus einem Entwicklungsland übernimmst,

- einmalige Spende für eine karitative Vereinigung tätigst oder

- dich ehrenamtlich im Altersheim oder Tierheim betätigst.

- Ebenso kannst du dein neugewonnenes Wissen – über Liebe & wie Mr. Right ins Leben kommt - mit andere Menschen teilen.

Wissen, Zeit und Liebe mit anderen Menschen teilen, macht uns glücklich. Versuche es!

Tatsächlich gibt es viele Menschen die felsenfest davon überzeugt sind, dass es nichts gibt, wofür sie dankbar sein können. Das ist auch eine Art der Sichtweise. Allerdings nicht wirklich förderlich. Weder für sie selbst noch für deren Umfeld. Ganz im Gegenteil.

Ich rate dir ernsthaft, dich von Menschen mit diesem Denkmodell zu entfernen. Mit ihren negativen Gedanken schaffen sie es dein positives Denken zu sabotieren. **Wie ein kleiner Tropfen von Öl hunderte Liter von reinem Wasser verseuchen kann.**

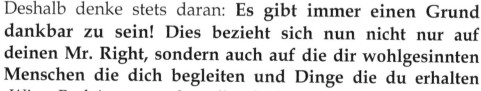

Deshalb denke stets daran: **Es gibt immer einen Grund dankbar zu sein! Dies bezieht sich nun nicht nur auf deinen Mr. Right, sondern auch auf die dir wohlgesinnten Menschen die dich begleiten und Dinge die du erhalten hast.** Wie z.B. deinen wundervollen funktionierenden Körper, mit seinen fähigen 10 Fingern und wunderbaren Augenpaar. Oder deine Talente und Fähigkeiten. Du wurdest mit diesen Fähigkeiten und Talenten geboren, damit du diese ein~~~~~ ~~~ nutzt. Für dich, aber auch für die Allgemeinheit.

Stelle ich dir nun die Frage: **Wofür bist du dankbar?**

_____

_____

_____

Übe dich darin indem du dir täglich darüber Gedanken machst. Ich lade dich dazu ein, täglich in dein Liebes-Glücks-Journal zwischen 5 bis 10 Dinge aufzuschreiben, wofür du dankbar bist.

Dieses ehrliche und private Reflektieren wird dir eine neue wundervolle Sichtweise präsentieren, mit welcher du dein Umfeld, dich und die Menschen darin mit größerer Wertschätzung erkennen und annehmen wirst.

Was nimmst du aus diesen Gedanken zur Dankbarkeit mit?

_____

_____

Eine gute Tat vollbracht...

Indem du dir dieses Buch gekauft hast, hast du nicht nur dir selbst etwas Gutes getan, sondern gleichzeitig eine gute Tat vollbracht. Wie das, fragst du?

Nun, von jedem verkauften Buch gehen 10% der Einnahmen an karitative Einrichtungen, die Menschen unterstützen.

Genau!
Mit diesem TEILEN setze ich als Autorin und Dankbare ein Zeichen meiner Wertschätzung und drücke diese Art von Dankbarkeit mit dieser Handlung aus, die ich mit großer Freude und Überzeugung durchführen.

Ich lebe meine Dankbarkeit in allen Ebenen und fühle mich dadurch reich beschenkt. Meine Talente und Fähigkeiten setze ich ein, um die Welt zu einer bunteren, zu einer helleren und zu einem besseren Platz zu machen.

> Denn ich weiß, ich bin der Kapitän meines Lebens!
> Ich entscheide, WAS ich WANN und WIE mache.
> So wie du der Kapitän deines Schiffes,
> deines Lebens bist.

Es spielt dabei keine Rolle, ob du nun ein älteres Piratenschiff, ein fetziges Segelboot, ein schnelles Motorboot oder ein nützliches Schlauchboot bist. Jedes einzelne dieser Wassergerätschaften folgt dem gleichen Sinn und Ziel: **Dich trocken über das Wasser zu deinem Ziel zu bringen.**

Wie, wann, wohin und mit welchem Gedankengut, dass hängt eindeutig nur von dir ab.

Was ist dein Resümee, dein Fazit? Was nimmst du mit?

FAZIT

_____

In diesem Sinne möchte ich dir ganz viel Spaß, wundervolle Erkenntnisse, ein mit viel Liebe ausgefülltes Leben, nährenden zwischenmenschlichen Begegnungen, das Erreichen all deiner Ziele und Wünsche, kurz um eine herausragende gute Lebensreise wünschen! Mach' es dir zum Besten!

ENJOY LIFE

Die 5 wichtigsten Leitsätze, Erkenntnisse aus diesem Kapitel sind:

Abschlusswort

Die Erfüllung in der Liebe zu finden, ist für viele Menschen eines der Hauptziele ihres Lebens. Mit recht! Mit seiner besseren Hälft, seinem Deckel alt zu werden, ist eine wunderbare Sache. Sich gegenseitig zu unterstützen, sich aufeinander verlassen können und zu wissen, dass sein Lebenspartner immer für einen da ist, ist wahrlich ein herrliches und vor allem ein realistisches Ziel, das jeder verdient hat.

Der Spruch *„Alles ist möglich & nichts ist unmöglich"* ist eine Lebensart, die für Dynamik, Glauben, Vertrauen und konsequentes an sich arbeiten steht. Als Kapitän deines Lebens liegt es einzig an dir, dir den Weg zu deinem Glück und Mr. Right zu bahnen. Du bist derjenige, der die Richtung festlegt, der die Art und Weise des Angehens, des Aufnehmens, des Sehens und des Denkens bestimmt.

Mit diesem Buch habe ich versucht, dir eine Sichtweise zu präsentieren, die dir den Weg zu deinem Mr./Ms. Right ebnet. Er/Sie ist da draußen, zweifellos und wartet auf dich. Bist du bereit?

Wir alle sind Magneten die einander anziehen. So wie du zu diesem Buch gekommen bist. Es hat dich magisch angezogen und befunden, dass du genau jetzt dieses Buch erhalten solltest.

Glaube an die Liebe, an dich und
an das Glück, dass du verdient hast!

Wir Menschen sind auf dieser Welt, um das Schöne zu erleben.
Du hast wunderbare Talente und Stärken,
die dich zu einem wertvollen Menschen machen.

Du bist unersetzlich und einzigartig.
Sei es dir wert, dir nur das Beste zu gönnen und zu geben.

Ich glaube an dich, denn ich weiß,
dass du all die Fähigkeiten in dir trägst.

Lebe! Liebe! Wertschätze! Life is beautiful! Enjoy it!

Notizen

Notizen

Anhänge

Wie in den vorgängigen Kapiteln hingewiesen, findest du hier über den behandelten Themen detailliertere Informationen zu deiner weiteren Verwendung. Viel Spaß beim Durchsehen.

Charakteristiken zwischen Seelenverwandter und Lebenspartner
Folgende Merkmakle und Unterschiede weisen Beziehungen mit einem Seelenverwandten und einem Lebenspartner auf:

Merkmale - Beziehung zu Seelenverwandten
- Déjà-vu Moment Erlebnisse
- Ähnliche Denkmuster
- Sehr gutes gegenseitiges Verständnis
- Denkt recht homogen
- Habt ähnliche Gewohnheiten
- Recht intensive Verbindung
- Fühlt auf einer Ebene eine Synchronität
- Erkennst intuitiv die Gedanken und Gefühle des anderen
- Eure Beziehung ist emotional und herausfordernd
- Fühlst dich der Person recht verbunden

Merkmale - Beziehung zu Lebenspartner:
- Harmonischer Glauben an gemeinsamen Ideen &Philosophien
- Intensives Bedürfnis Beziehung zu festigen
- Seid wie beste Freunde
- Fühlt sich physisch zueinander angezogen
- Stimmt mit den Werten des jeweiligen anderen überein
- Empfindet das Bedürfnis eine Familie zusammen zu gründen
- Beziehung basiert auf logischen Entscheidungen

Positive Affirmationen zur Unterstützung deiner Selbstliebe

Hier findest du eine Liste von positiven Affirmationen die in deinem Leben für **Selbstliebe, Selbstbewusstsein, Loslassen** und **positives Denken** durchaus hilfreich sein können:

1. Ich liebe und akzeptiere mich, so wie ich bin
2. Ich bin wertvoll
3. Ich verdiene es, gut behandelt zu werden
4. Ich erlaube mir, für meine Bedürfnisse einzustehen
5. Ich erlaube mir, für meine Ziele einzustehen
6. Ich bin unabhängig von der Meinung anderer Menschen
7. Die Meinung fremder Menschen ist mit egal
8. Ich mache nur das, was ich wirklich möchte
9. Meine Zeit ist kostbar
10. Ich nehme mir Zeit für mich selbst
11. Ich stehe für mich ein
12. Meine Meinung zählt
13. Ich bin wichtig
14. Ich verdiene nur das Allerbeste
15. Ich entscheide über meine Zukunft
16. Mein Leben liegt in meiner Hand
17. Ich lebe mein Leben so, wie ich es für richtig halte
18. Ich bin der Herr über mein Schicksal
19. Ich bin der Kapitän meines Lebens
20. Erfolg ist unabhängig von Alter oder Titeln
21. Ich bin selbstbewusst, souverän und gelassen
22. Mein innerer Coach wird immer stärker
23. Ich verzeihe …
24. Ich verzeihe mir selbst
25. Ich erlaube mir loszulassen
26. Ich verabschiede alles, was überflüssig geworden ist
27. Ich kann meine Gefühle beherrschen

28. Immer wenn ich mich schlecht fühle, frage ich mich
    „Für was auf dieser Welt bin ich dankbar?"
29. Immer wenn ich eine Niederlage erlebe, frage ich mich, was ich
    anders machen kann, damit ich aus ihr gestärkt hervorgehe
30. Ich denke stets positiv und förderlich
31. Ich mache aus jedem Tag einen phantastischen Tag
32. Ich bin glücklich
33. Ich habe alles, was ich brauche
34. Ich bekomme immer genau das, was ich gerade brauche
35. Alles was ich wirklich will, kann ich erreichen
36. Jederzeit strömen unendliche Energien durch meinen Körper
37. Ich vertraue auf meiner Intuition
38. Ich höre bestens meine innere Stimme
39. Ich weiß meiner Talente und Fähigkeiten und nutze diese
40. Die Verbindung zu meinem Unterbewusstsein ist bestens
41. Ich erinnere mich ausführlich an meine Träume
42. Meine Träume sind mir wichtig
43. Voller Vorfreude lenke ich meine Gedanken täglich in eine
    glückliche und erfolgreiche Zukunft
44. Ich bin enorm dankbar
45. Ich liebe mein Leben
46. Ich liebe mich unendlich
47. Ich fühle mich reich beschenkt
48. Mithilfe meiner Affirmationen erreiche ich meine Ziele schnell
49. Meine Affirmationen sind immer wirksamer und effektiver
50. Meine Affirmationen helfen mir, noch erfolgreicher zu sein

Dies ist eine kleine Auswahl an Affirmationen und positiven
Glaubenssätze, die sich positiv in dein Leben auswirken werden.
Diese Liste kann somit stetig erweitert ausgebaut werden.

Nutze diese Affirmationen täglich, sodass diese fix in dein Leben
integriert und implementiert sind. Viel Spaß dabei!

Positive Affirmationen zur Unterstützung deiner Beziehungen

Folgende Glaubenssätze und Affirmation wirken unterstützend in Bezug auf **Liebe, Partnerschaften, Familie** und **Freunde**:

1. Liebe und Harmonie erfüllen mein Leben.
2. Ich lebe in Einklang & Harmonie mit mir und meiner Umwelt.
3. Ich werde geliebt.
4. Ich bin liebenswert.
5. Ich bin begehrenswert.
6. Ich bin wertvoll und einzigartig.
7. Ich habe es verdient Mr. Right zu treffen.
8. Ich vertraue meinen Mitmenschen und diese vertrauen mir.
9. Ich ziehe positiven Menschen mit meiner positiven Kraft an.
10. Ich bin umgeben von positiven wundervollen Menschen.
11. Ich lebe in liebevollen und ehrlichen Beziehungen.
12. Ich habe viele erfüllende Freundschaften.
13. Ich lerne ständig interessante Menschen kennen.
14. Mein Freundeskreis wächst immer weiter.
15. Ich bin eine interessante Person.

Was mögen die Menschen an mir?

16. Ich bin ein sehr guter Zuhörer.
17. Ich kann mir jeden Namen sofort beim ersten Mal merken.
18. Ich begrüße Menschen immer mit einem Lächeln.
19. Ich akzeptiere Menschen so wie sie sind und sie mich wie ich bin.
20. Ich habe charismatisch und authentisch zugleich.
21. Mir fällt immer etwas Lustiges / Interessantes zu erzählen ein.
22. Die Menschen mögen und respektieren mich.
23. Ich habe eine positive und anziehende Ausstrahlung.
24. Ich verbreite immer gute Laune.
25. Ich bin locker und offen.
26. Ich bin ein Magnet der stets attraktiven Persönlichkeiten anzieht.
27. Andere Menschen lieben und respektieren mich so, wie ich bin.

Warum bin ich für andere Menschen attraktiv?

1. Ich habe eine starke Ausstrahlung und bin sehr attraktiv.
2. Ich erlaube mir, mich schön zu finden.
3. Ich bin bereit, meinen Mr. Right kennenzulernen.
4. Ich lebe in Liebe & Harmonie zusammen mit meinem Mr. Right.
5. Ich bin enorm dankbar für meinen Mr. Right in meinem Leben.
6. Ich habe einen Partner, der in jeder Hinsicht perfekt zu mir passt.
7. Ich habe einen Partner, die mich emotional mitreißt.
8. Ich akzeptiere meinen Partner so wie er ist & er mich wie ich bin.
9. Ich stehe zu meiner Sexualität.
10. Ich lebe meine sexuellen Fantasien aus.
11. Ich habe immer besseren Sex.
12. In mir sprudelt eine unendliche Quelle der Liebe.
13. Ich habe eine positive Beziehung zu meiner Familie.
14. Ich kann sehr gut mit Menschen umgehen.
15. Ich verstehe immer besser, was in anderen Menschen vorgeht.
16. Ich habe exzellente Menschenkenntnisse.
17. Ich schätze Fremde immer besser einschätzen.
18. Ich sehe jeden Konflikt mit Menschen als Chance zu wachsen.
19. Ich weiss, ich kann von und mit anderen Menschen viel lernen.
20. Mir fällt es leicht mich für Belange anderer Menschen zu öffnen.
21. Ich habe mit jedem Menschen etwas gemeinsam & das finde ich.
22. Alle mögen mich und jeder begegnet mir, wie ich ihm begegne.
23. Beziehungen bereichern das/mein Leben

Nutze diese Affirmationen und positiven Glaubenssätze indem du diese täglich liest, die ausgelöste emotionale Wirkung in dir spürst und dich daran aus tiefsten Herzen erfreust.

Liste von positiven Charakter-Eigenschaften

Hier findest du eine breite Auswahl an Eigenschaften, die dich in der Eruierung deine Eigenschaften, die u.a. dein Chef an dir schätzt, durchaus hilfreich sein werden:

- Achtsam
- Agil
- Akkurat
- Ambitioniert
- Ausgeglichen
- Authentisch
- Charismatisch
- Charmant
- Dynamisch
- Ehrgeizig
- Enthusiastisch
- Fair
- Fürsorglich
- Großzügig
- Heiter
- Herzlich
- Humorvoll
- Hoffungsvoll
- Idealistisch

- Initiativ
- Integer
- Intelligent
- Jovial
- Kommunikativ
- Kompetent
- Kooperativ
- Kreativ
- Kulant
- Kultiviert
- Liberal
- Liebenswert
- Locker
- Loyal
- Motiviert
- Natürlich
- Offen
- Optimistisch
- Romantisch

- Selbstständig
- Selbstbewusst
- Smart
- Sorgfältig
- Souverän
- Spontan
- Sympathisch
- Tolerant
- Tough
- Tüchtig
- Unkompliziert
- Vital
- Weise
- Weitsichtig
- Wissbegierig
- Witzig
- Zuverlässig
- Zuversichtlich
- Zuvorkommend

Das ist eine kleine Auswahl an positiven Charaktereigenschaften. Natürlich gibt es zahlreiche weitere. Und ich bin mir sicher, bei der Betrachtung deiner selbst, hast du um viele mehrere positive Charaktereigenschaften an dir festgestellt.

Bravo! Dazu gratuliere ich dir! Diese ganz individuelle Liste ist dein ganz persönlicher Schatz, denn du tief in dir trägst.
Du bist die Summe aller dieser und vieles mehr!
Du bist wundervoll!

Liste von Werten

Hier findest du eine breite Auswahl an Werten, die du für dein Erkennen nach welchen Werten du dein Leben richtest,

- Achtsamkeit
- Akzeptanz
- Anerkennung
- Authentizität
- Begeisterung
- Beharrlichkeit
- Bescheidenheit
- Besonnenheit
- Dankbarkeit
- Demut
- Diskretion
- Disziplin
- Effektivität
- Effizienz
- Ehrlichkeit
- Empathie
- Entscheidungs-Freude
- Fleiß
- Flexibilität
- Freiheit
- Freude
- Frieden
- Fröhlichkeit

- Fürsorglichkeit
- Geduld
- Gelassenheit
- Gesundheit
- Großzügigkeit
- Güte
- Harmonie
- Hilfsbereitschaft
- Hingabe
- Humor
- Idealismus
- Integrität
- Intelligent
- Interesse
- Intuition
- Kreativität
- Loyalität
- Mut
- Optimismus
- Phantasie
- Respekt
- Rücksichtnahme
- Tapferkeit
- Toleranz

- Transparenz
- Treue
- Tüchtigkeit
- Selbstvertrauen
- Selbstdisziplin
- Sicherheit
- Sparsamkeit
- Spaß
- Sympathie
- Tatkraft
- Unabhängigkeit
- Verantwortung
- Verlässlichkeit
- Vertrauen
- Verzeihen
- Wachsamkeit
- Weisheit
- Weitsicht
- Würde
- Zielstrebigkeit
- Zuverlässigkeit
- Zuneigung
- Zuversicht
- Ziel

Was sind nun deine Werte? Welche sind deine drei Hauptwerte nach denen du dein Leben richtest?

Kinesiologie – Was ist das?

Viel umworben und heftig diskutiert. Was genau ist nun diese sogenannte Kinesiologie? Der DGAK, der Berufsverband Kinesiologie erklärt dies folgendermaßen: *„Kinesiologie ist eine effektive Methode, Blockaden sowie Stressreaktionen abzubauen, Potenziale zu fördern und das Wohlergehen, die Gesundheit, die Leistungsfähigkeit und Lebensqualität zu verbessern."*

Das Handwerkszeug der Kinesiologie ist der Muskeltest. Durch ihn wird der Körper „befragt" was ihn belastet, was die Blockaden hervorruft und mit welcher geeigneten Technik diese aufgelöst werden können. Dies funktioniert, da alle von uns gemachten Erfahrungen im Nervensystem und im Zellgedächtnis gespeichert sind. Zum Abbau und Ausgleich der Blockaden stehen dem Therapeuten sehr unterschiedliche Techniken zur Verfügung, die individuell auf den Klienten abgestimmt werden.

Autorin: *Ich bin sehr von der Kinesiologie fasziniert, da ich damit Programme von mir auflösen konnte. Du willst mehr dazu wissen? Am besten selbst ausprobieren!*

Dr. Masaru Emoto

Dr. Emoto war ein japanischer Parawissenschaftler und Alternativmediziner, der die Auffassung vertrat, dass Wasser die Einflüsse von Gedanken und Gefühlen aufnehmen und speichern könne. Zu dieser Auffassung gelangte er durch Experimente mit Wasser in Flaschen, die er entweder mit positiven Botschaften, wie *„Danke"*, *„Liebe"* oder negativen Botschaften wie *„Wut"*, *„Hass"*, beschriftete, anschließend gefror, fotografierte. Dabei präsentierten sich die gefrorenen Wasserkristalle zwischen dem Aussehen des Eiskristalles und der Qualität dem Zustand des Wassers her. (*Quelle: Wikipeadia.com*)

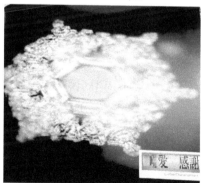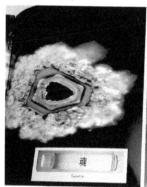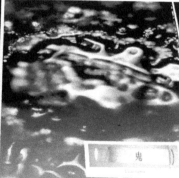

Quelle: Buch „Die Botschaft des Wassers, Band 1"

Mein Liebes-Glücks-Journal   Datum:_____

Meine drei Hauptziele sind:

1. _____

2. _____

3. _____

Wofür bin ich dankbar? _____

_____

_____

Was tue ich heute, um meinen Mr. Right näher zu kommen?

_____

_____

_____

Was waren heute meine Erfolge? Was habe ich gut gemacht?

_____

_____

Wem habe ich heute womit eine Freude bereitet, glücklich gemacht?

_____

Worauf bin ich stolz?

_____

Quelle:

Hier sind die Quellen aufgeführt aus welchen ich Informationen geschöpft und in dieses Buch einfließen habe lassen.

- Info zur Weltbevölkerung, Unterschiede Frauen und Männer:
qz.com/335183/heres-why-men-on-earth-outnumber-women-by-60-million/

- Information zur Weltbevölkerung
www.presseportal.de/pm/24571/3519026

- Scheidungszahlen Europa 2016, Bundeszentrale für politische Bildung
www.m.bpb.de/nachschlagen/zahlen-und-fakten/europa/70518/eheschliessungen-und-scheidungen

- Was ist Kinesiologie?
DBK - Berufsverband Kinesiologie erklärt dazu:
www.dgak.de/eip/pages/kinesiologie.php

- Liste von Charaktereigenschaften
www.charaktereigenschaften24.de

- Liste von Werten; ausführliche Enzyklopädie der Werte
www.wertesysteme.de/alle-werte-definitionen/

BuchTipps
Wissen vermehren, heißt täglich zu lesen! Ausgewählte nährende Werke sind dazu hilfreich. Folgende Bücher kann ich dir empfehlen:

- *Der Minuten Manager und der Klammer-Affe* von Kenneth Blanchard

- *Die Botschaft des Wassers (Ausgabe für Kinder)* von Emoto Masaru *(Gratis download in 20 Sprachen unter www.emotopeaceproject.net)*

- *Die Botschaft des Wassers (Band 1)* von Emoto Masaru Sensationelle Bilder von gefrorenen Wasserkristallen

- *Die Macht des Unterbewusstseins* von Joseph Murphy

- *Mars liebt Venus. Venus liebt Mars* von John Gray

- *Der Alchimist* von Paulo Coelho

FilmTipps:

- *Dr. Masaru Emoto Hado Water Crystals Documentary 2017* Eine eindrückliche Dokumentation über die Wasser-Kristall-Forschungsergebnisse von Dr. Masaru Emoto.

- *The Shift – Das Geheimnis der Inspiration* von Dr. Wayne Dyer Bei diesem Film um das Ego erleben Menschen einen Quantensprung und ändern dadurch ihre Sicht auf die Welt und auf ihr Leben.

EmpfehlungsLinks:

- *www.emoto-labo.com (deutsche Sprache)* Das offizielle Verbindungslabor von Office Masaru Emoto ausserhalb Japan.

- *www.emotopeaceproject.net*, Ziel des Friedensprojekts „Emoto Peace Project" ist es, Kindern auf der ganzen Welt die Wahrheit über Wasser aufzuklären, indem Kindern kostenlos das Bilderbuch "THE MESSAGE FROM WATER" zugänglich gemacht wird.

Vita von Carmen C. Haselwanter

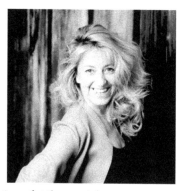

Die am 24. Juni 1969 geborene Autorin wuchs in einem zweitausend Seelendorf am Inn im Herzen von Tirol im Kreis von sorgsamen Eltern & zwei Brüdern auf.

Als aufgeschlossenes, wissbegieriges Kind beobachtete sie schon von klein auf die Welt mit wachsamen neugierigen Augen. Als Bücherratte las sie alles, was sie in die Finger bekam. Schon im frühen Alter verspürte sie den Drang die Welt zu bereisen. Während Schulfreunde ein Studium oder Lehrberuf wählten, entschied sie sich als Teenager dafür, das Leben an sich als das wahre Studium anzunehmen.

Carmen C. Haselwanter hatte das Glück aufgeschlossene, moderne Eltern zu haben, die ihren Traum unterstützten. Nachdem sie eine 2-jährige Privatschule erfolgreich abschloss, anschließend als Bonitätsbeurteilerin in einem Versandhaus ihre erste Berufserfahrung sammelte, saß sie mit knapp 17 Jahren im Flieger nach London! Eine Minderjährige, die sich in die britische Hauptstadt aufmachte, war für die kleine Heimatgemeinde ein unübliches Unterfangen, das durchaus für Überraschung sorgte.

Für Carmen C. Haselwanter begann durch diesen Schritt aus ihrer Komfortzone eine Welt voller Abenteuer, Spannung und Herausforderungen. In der Metropole London, wo sie anfangs als Au-pair arbeitete, erkannte sie die endlosen Möglichkeiten die ihr diese multikulturelle Metropole bot. Sie packte diesen vollen Tatendrang an! Aufgrund ihrer extravertierten, zugänglichen Art schloss sie schnell mit Menschen aus allen Herrenländern Freundschaft. Dabei war sie von der enormen Vielfalt, die die Menschen – und vor allem Frauen - der verschiedensten Kulturen voneinander unterschied, fasziniert. Als sie in einem jüdischen Altersheim als Assistentin arbeitete, lauschte sie tief bewegt den dramatischen Erzählungen der deutsch-, österreichischen Flüchtigen aus dem 2. Weltkrieg. In den Diensten eines jüdischen Diamantenschleifers im Herzen von London, lernte sie den jüdischen Geschäftssinn kennen und zu schätzen.

Nach 1 ½ Jahren verließ die 18jährige die britische Hauptstadt und zog weiter um die Welt zu erkunden. Dabei sollte Städte wie u.a. Amsterdam, Paris, Athen und Zürich sowie Länder wie Italien, Frankreich und Schweiz zeitweilig ihre Heimat werden, wo sie sich beruflich kreativ entfaltete. Sie verkaufte selbst kreierten Modeschmuck auf Märkten, agierte als Straßen-Musik-Künstlerin, arbeitete als Messehostess und Fremdenführerin in großen europäischen Städten. Damals erkannte sie wie leicht ihr der Zugang zu den Menschen fiel. In dieser intensiven Zeit entwickelte sich ihre seit Kindheit gepflegte Schreiblust zu einem unverzichtbaren Prozess, der ihr dabei half, die Vielzahl an Eindrücken zu verarbeiten.

Von dem Metier Hotelfach fasziniert, arbeitete die Tirolerin diverse Winter-Saisonen in Österreich und Schweiz. Anfangs als Zimmermädchen und später als Rezeptionistin und Direktionsassistentin. Ihre guten Fremdsprachenkenntnisse zeigten sich dabei von großem Nutzen.

Ihre Lust auf das Reisen und Entdecken von neuen Kulturen führte sie mit knapp 24 Jahren zu einem acht monatigen Tramper Trip durch Zentralamerika. Eine eindrückliche Reise, die ihr die unkomplizierte, herzliche Art der Lateinamerikaner mit ihrer leidenschaftlichen Musik offenbarte. Davon fasziniert, fand sie sich auf einem Kreuzfahrtschiff der Reederei Costa Crociere wieder, wo sie als Kapitänssekretärin in Offizier Status durch das karibische Meer schiffte. Zu jener Zeit nahmen die Frauen einen Anteil von knapp 10% der gesamten Crewanzahl von 500 Personen ein. Dieses ungewöhnliche Arbeits- und Lebensumfeld sollte sich für Carmen C. Haselwanter als äußerst lehrreich und interessant erweisen.

Nach ihrer Rückkehr aus dieser schwimmenden Welt begann sie für den österreichischen Reiseveranstalter Touropa als Reiseleiterin zu arbeiten. Eine perfekte Kombination, indem sie ihre Reiseleidenschaft mit dem Beruf vereinte. Carmen C. Haselwanter liebte diese unbändige Zeit des Reisens. Die Abwechslung und Herausforderung einer Lösungsfindung mit bis dato unbekannte Probleme war für sie Adrenalin pur. Nach Arbeitsstationen auf den Kanaren, Balearen und in Griechenland fand sie sich als Stationsleiterin auf einer griechischen Insel wieder. Sie empfand eine tiefe Verbundenheit und Sympathie mit dem Land der Götter, die Heimat der Mythologie und dem gastfreundschaftlichen Volk.

In der Zwischensaison absolvierte sie Kurse in der Grafischer Gestaltung & Computer Programmierung. Nachdem ihr Verlangen ihrer Vorliebe für Kreativität Ausdruck zu verleihen immer intensiver wurde, ging sie in die 7 Millionen Stadt Athen. Wenig später fand sich Carmen nach dem Aussenden von über 250 Bewerbungen (*damals noch alle ausgedruckt und mit der Post verschickt*) in einer kleinen Werbegrafikfirma wieder, wo sie als Webdesignerin dem kreativen Schaffen nachging. Zudem agierte sie als Projektleiterin für Neukundengewinnung aus deutschsprachigem Raum.

Wissentlich, dass jedes Ende ein Neuanfang ist, hielt sie nach neuen Möglichkeiten Ausschau, nachdem sie das Land der Mythologie im Jahr 2002 verließ. Mit 33 Jahren blickte die Weltenbummlerin auf viel Lebens- & Berufserfahrung und spürte das Bedürfnis ihr Fachwissen in einem neuen Feld zu nutzen. Als ihr die Anstellung als Direktions-Assistentin im neueröffneten Casino St.Moritz angeboten wurde, zögerte sie nicht lange.

Mit unerschöpflichem Tatendrang betrat sie eine neue Welt voller Gegensätze! St. Moritz, das als *Top of the World* für Luxus und Glamour international bekannt ist, sowie die Welt der Spielbanken, die als neue Branche in der Schweiz noch Fuß fassen musste.

Die Autorin nutzte aktiv diese Zeit, indem sie Kurse, Fachhochschulen und eine Universität besuchte, wo sie im Jahr 2012 den Abschluss des Masters for Advanced Studies (MAS) berufsbegleitend absolvierte. Als Dissertation behandelte sie das Thema „*Kreativität, die Schlüsselressource der Gegenwart und Zukunft für Kleinunternehmen*". Sie ließ sich als Coach ausbilden und dabei sollte ihr die Ausbildung zum Spirituellen Coach den perfekten Einstieg zum Business & Systemischer Coach dienen. Derweilen kletterte Carmen in der höchst gelegenen Spielbank Europas die Karriereleiter hoch, nachdem ihr nach einander die Positionen des Administration Manager, Human Resources und die Verantwortung des Marketing Manager anvertraut wurden.

In dieser Zeit entdeckt sie eine weitere ihrer Leidenschaft: Das Event-Management, wo sie ihrer Kreativität freien Lauf lässt. Zeitgleich gründete sie das Unternehmen „*Creativitá*", in welcher sie Kreativitätsmanagement in den Bereichen Living, Writing, Photos und Coaching einfließen lässt.

Für die Creative Managerin ist jeder Mensch kreativ. Der Unterschied liegt in dem Erkennen und dem individuellen Nutzen. Dazu meint sie: *„Wir alle tragen eine tiefe Kreativität in uns. Nur lässt nicht jeder dieser ihren Raum."*

Nachdem Carmen C. Haselwanter für 1 ½ Jahren die Funktion der Vizedirektorin einnahm, übernahm sie per Juli 2014 als Direktorin die Geschäftsleitung des Casino St.Moritz und wurde die zweite weibliche Direktorin der Casinos Austria International Gruppe. Seit 4 Jahren fungiert die Österreicherin in dieser Position und findet diese Tätigkeit jeden Tag aufs Neue spannend, da ihr der direkte Kontakt mit Menschen viel Spaß, Freude bereitet und Inspiration schenkt.

Ein elementarer Teil in dem Leben der Künstlerin ist die eigene Kreativität auszuleben. Dies tut sie, indem sie als Fotografin, Künstlerin (Holz dient dabei als bevorzugtes Material), Schriftstellerin und Bloggerin dieser Leidenschaft Ausdruck verleiht. Dass die Summe ihrer Erfahrungen in Büchern nun Zugang zu den Menschen findet, erfüllt sie mit Stolz! *„Ich bin enorm dankbar, dass mein Leben mit so viel Vielfalt, Möglichkeiten und Glück gefüllt ist. Es ist mir ein tiefes Bedürfnis, Menschen – gerade Frauen - mit meinen Worten und Erfahrungen Mut zu machen. Ich möchte ihnen aufzuzeigen, dass jeder Mensch nach den Sternen greifen kann. Entscheidend ist es, den Entschluss zu fassen und täglich mindestens einen Schritt in diese Richtung zu gehen!"*

Ganz nach Carmens Lebensmotto: *„Alles ist möglich, solange der Mensch seine eigenen Mauern überwindet!"*

Information

Du möchtest mehr von der Autorin Carmen C. Haselwanter erfahren? Besuche ihre Homepage und SocialMedienKanäle. Gerne kannst du auch eine Email schreiben. Siehe dazu folgende Kontaktdaten:

Verlag: Creivitá Productions
Email: info@creativita.productions
Instagram: www.instagram.com/carmencreativita/
Facebook: www.facebook.com/Kreativitaetsmanagement/
Homepage: www.carmenhaselwanter.com, www.creativita.productions

Weitere Werke

Von der Autorin Carmen C. Haselwanter, die u.a. als Coach, Fotografin, Projektleiterin, Creative Managerin, Künstlerin, Unternehmerin und als Geschäftsführerin aktiv ist, sind folgende Publikationen veröffentlicht:

Lust...vollends Frau zu sein? Auch in dir steckt eine Vollblutsfrau.
ISBN: 978-3-907151-01-3

Lust...to explore the thoroughbred women in you? Live as one!
ISBN: 978-3-907151-20-4

Lust... auf Erfolg? Vom Au-pair zur Casino Direktorin in St.Moritz
ISBN: 978-3-907151-03-7

Come, I'll show you how beautiful Engadin St.Moritz is... in Autumn
Komm' ich zeige dir, wie schön Engadin & St. Moritz ist... im Herbst
ISBN: 978-3-907151-00-6

Come, I'll show you how beautiful Engadin St.Moritz is... in Summer
Komm' ich zeige dir, wie schön Engadin & St. Moritz ist... im Sommer
ISBN: 978-3-907151-05-1

Spende

Mit dem Kauf dieses Buches hast nicht du dir selbst etwas Gutes getan oder jemanden anderen eine Freude bereitet, sondern auch gleichzeitig gespendet. Genau! Wie das?

10% des Buchpreises gehen an karitative Einrichtungen!
Die Autorin Carmen C. Haselwanter spendet seit Jahren an karitative Institutionen wie *Ärzte ohne Grenzen, WWF, Greenpeace* sowie an zahlreiche kleinere Organisationen. Ebenso unterstützt Carmen C. Haselwanter Mädchen mit einer Patenschaft in Ländern wie Bali, Tibet/Indien etc.

HERZLICHEN DANK !

Die Liebe ist...

Langmütig und freundlich.
Sie kennt keinen Neid, keine Selbstsucht.

Sie prahlt nicht und ist nicht überheblich.

Liebe ist weder verletzend
noch auf sich selbst bedacht,
weder reizbar noch nachtragend.

Sie freut sich nicht am Unrecht,
sondern freut sich,
wenn die Wahrheit siegt...

Diese Liebe erträgt alles,
sie glaubt alles,
sie hofft alles
und hält allem stand.

Die Liebe hört nie niemals auf!

1. Korinther 13

CPSIA information can be obtained
at www.ICGtesting.com
Printed in the USA
BVHW080842190319
543078BV00012B/460/P

9 783907 151020